ESSAI

SUR

L'EXTRAIT GOMMEUX

D'OPIUM.

ESSAI

SUR

L'EXTRAIT GOMMEUX

D'OPIUM,

POUR L'OBTENIR DANS TOUTE SA PERFECTION,

Accompagné de remarques et de réflexions chimiques sur tous les procédés qu'on a publiés jusqu'à ce jour, touchant la préparation de l'opium pour l'usage de la médecine ;

Par Pierre-Sébastien MONTAGNIER,

Pharmacien, de l'école spéciale de Montpellier.

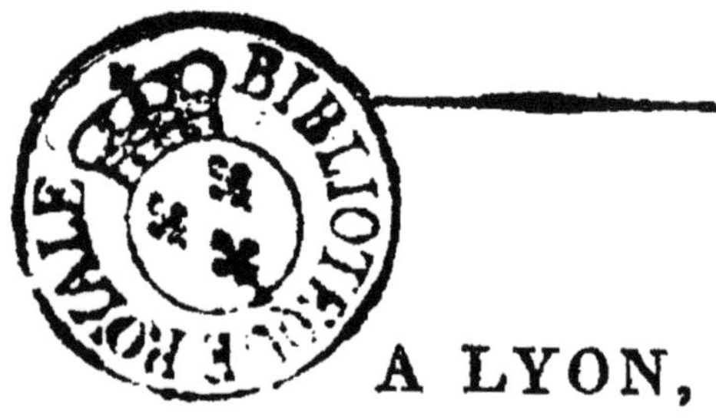

A LYON,

Chez { l'Auteur, rue St.-Marcel, n.° 2 ;
{ Cabin et Compagnie, Libraire, rue St.-Dominique.

1816.

INTRODUCTION.

IL n'y a pas de substance ou de médicament en pharmacie qui ait plus occupé les médecins, les chimistes, les pharmaciens et les naturalistes, que la préparation de l'opium pour le rendre plus propre à l'usage de la médecine. C'est ce qui a fait le sujet de notre étude et de nos recherches chimiques et particulières, en examinant avec la plus grande attention tous les procédés des Français et de toutes les autres nations de l'Europe, de l'Asie et de l'Amérique, pour perfectionner et simplier les procédés de ces différentes nations, pour dépouiller l'opium de toutes ses impuretés, et pour fixer à cet égard l'opinion des médecins et des pharmaciens pour le procédé à suivre pour la préparation de l'extrait dont nous parlons. Les recherches utiles que nous avons faites, ainsi que les nombreuses expériences n'ont pas été infructueuses, elles ont été couronnées d'un heureux succès, comme on peut en juger par les diverses observations que nous faisons sur tous les procédés que nous décrivons dans cet ouvrage.

Nous avons divisé cet essai en trois chapitres, et chaque chapitre est subdivisé en plusieurs paragraphes.

Dans le premier paragraphe nous décrivons le procédé de M. Baumé; nous prouvons par les observations que nous faisons sur la méthode de cet auteur, qu'elle est fautive et défectueuse, parce que son procédé ne donne pas un extrait privé de sa résine nuisible.

Dans le même paragraphe nous parlons du procédé de M. Parmentier; nous faisons aussi des observations détaillées sur le procédé de ce célèbre pharmacologiste : nous prouvons jusqu'à l'évidence, par diverses réflexions chimiques, que son procédé est défectueux, et qu'il ne donne pas un extrait privé de toutes les substances hétérogènes que l'opium de commerce contient naturellement.

Dans le paragraphe II, nous rapportons le procédé de M. Josse ; nous faisons remarquer qu'en pétrissant l'opium entre les doigts on fait séparer la résine, et que cette résine se combine avec l'extractif, par l'action intime et réciproque qu'ont les deux substances l'une sur l'autre. Nous réfutons à juste titre ce procédé qui n'est pas plus exact que le précédent.

Dans le paragraphe III, nous faisons remarquer qu'il est indispensable de se servir de l'eau distillée pour la préparation de l'extrait d'opium. Nous observons que, quelle que soit l'eau qu'on emploie, elle ne peut être pure sans être distillée, et que l'eau commune dont on se sert, laisse un résidu limoneux ou séléniteux qui peut faire changer la nature de cet extrait précieux.

Dans le paragraphe IV, nous donnons l'invention d'un alambic pour faire l'évaporation de l'extrait d'opium, pour que l'oxigène atmosphérique ne puisse point pénétrer dans l'intérieur du vaisseau, pour que l'extrait ne s'altère pas ; parce que l'oxigène y produit de grands changemens, en rendant l'extrait plus brun , comme nous le démontrons par la théorie que nous expliquons en y répandant un peu de lumière.

Dans le paragraphe V, nous blâmons M. Virey de ne pas avoir perfectionné les anciens procédés , pour avoir dans les officines un extrait d'opium plus pur qu'en suivant les anciennes méthodes. Nous faisons voir d'une manière claire que cet auteur a suivi la même route que les anciens , qu'au lieu d'avoir simplifié les procédés insérés dans les meilleurs auteurs, il y a jeté plus de confusion , en disant que les procédés les plus défectueux sont les meilleurs. Cet auteur , disons-nous , s'est jeté dans un labyrinthe en se précipitant aussi dans un profond abîme. Nous disons dans le même paragraphe, que Vanhelmont , Etmuller, Langelot et Neuman ont prescrit des fermentations pour dépouiller l'opium de ses principes vireux. Nous prouvons par les principes que ces auteurs , au lieu d'adoucir l'opium , le rendaient plus impur pour l'usage de la médecine. Nous démontrons par des réflexions appuyées sur les principes de la saine chimie, que la fermentation est nuisible pour purifier l'opium , comme plusieurs auteurs l'ont déjà avancé sans en prouver ni en expliquer la théorie par des idées nettes.

Dans le paragraphe V I , nous observons sur le procédé d'Accarie , que le charbon détruit la partie gommeuse de l'opium , et qu'au lieu de le purifier il l'altère davantage ; et cet extrait , préparé de cette manière, n'a pas plus de vertu que l'opium de commerce. Nous développons dans ce paragraphe les phénomènes qui se passent dans cette opération avec le charbon en poudre.

Dans le paragraphe VII , nous parlons du procédé de Cornette ; nous démontrons évidemment qu'en suivant cette méthode on n'obtient qu'un extrait résineux.

Dans le paragraphe VIII , nous décrivons le procédé de Langelot qui faisait fermenter l'opium dans le suc de coing ; nous faisons remarquer que la fermentation est nuisible. Pour appuyer nos réflexions, nous citons un auteur étranger, M. Schéel, médecin de la cour royale de Copenhague, qui a fait des observations judicieuses sur l'opium.

Dans le paragraphe IX , nous rapportons le procédé du *Codex parisiensis* , qui prépare l'extrait d'opium avec du vin blanc. Nous observons sur cette méthode que le vin blanc n'est pas propre pour la préparation de cet extrait.

Le même paragraphe renferme l'opium de Rousseau. Nous faisons voir que cette préparation est imparfaite, quoique M. Seguin l'ait perfectionnée.

Le paragraphe X renferme le procédé de M. Boullay, qui fait dissoudre l'opium dans de l'eau de vie ; ensuite il enflamme cette liqueur jusqu'à ce que tout le spiritueux soit dissipé , dans la croyance d'adoucir l'opium en lui faisant subir cette préparation préliminaire. Nous développons avec connaissance de cause que cette inflammation est nuisible, quoique Virey dise dans sa pharmacopée que cette combustion adoucit l'opium. Nous désaprouvons cette opération comme la plus irrégulière de toutes celles que nous avons décrites.

Dans le paragraphe XI, nous rapportons le procédé de M. Bucquet qui est le plus exact de tous ceux que nous avons déjà mentionnés. Nous observons sur ce procédé, qui est assez ingénieux, que l'auteur aurait mieux fait de filtrer la liqueur pour la dépurer davantage ; s'il l'avait indiqué il aurait obtenu un extrait dans toute sa perfection.

Le paragraphe XII renferme le procédé de M. Lassone, qui n'est pas plus exact que le précédent, parce que, par la filtration et les évaporations réitérées, l'extrait s'altère, comme nous le disons dans ce paragraphe, et le laudanum qu'on obtient par la méthode de Lassone est très-résineux.

Dans le même paragraphe, nous décrivons le procédé de M. Vitet, médecin de Lyon. Nous prouvons que son procédé est peu exact.

Le paragraphe XIII renferme le procédé de la pharmacopée anglaise. Nous prouvons d'une manière certaine, par les remarques que nous faisons sur ce procédé, qu'il est fautif et défectueux, parce que cette méthode ne conduit pas à de bons résultats. On nous dira que nous aimons à critiquer les auteurs. Nous répondrons aux personnes qui nous blâmeront, que nous aimons, non à critiquer, mais à éclaircir les choses en les prouvant par des principes sûrs et incontestables, et par des faits palpables. Il n'y a pas de doute que les armes de la critique seront dirigées amérement contre nous, de la manière que nous nous exprimons envers les meilleurs auteurs. En fait de science, on ne doit pas écrire sur des principes apocryphes. Si les auteurs qui ont travaillé sur l'opium avaient écrit leurs ouvrages sur de vrais principes naturels, ils ne se seraient point exposés à la critique, et ceux qui ont écrit après eux auraient dit : ces auteurs ont plus opéré que lu, parce que leurs ouvrages sont écrits sur des principes irréfragables ; et les modernes auraient fait l'apologie des anciens auteurs.

Si tous les auteurs avaient comme nous relevé les incertitudes, les erreurs ne se seraient point glissées par inadvertance d'auteur en auteur, nous aurions aujourd'hui sur toutes les parties de la pharmacie des ouvrages parfaits au lieu d'imparfaits, et cette science serait poussée jusqu'au dernier période ou jusqu'au dernier échelon, tandis qu'elle n'en est qu'au premier. Pour ne pas maintenir le vice dans leurs ouvrages, nous nous exprimons de cette manière en le répétant de rechef, pour que ceux qui écriront après nous sur la pharmacie ne suivent pas la même route que les anciens, et que les erreurs ne se succèdent et ne s'accumulent point dans les ouvrages. Une foule d'auteurs n'ont fait que se copier les uns les autres ; à quoi sert-il de faire ou de publier un ouvrage si on n'y ajoute pas du sien, si on ne fait pas de nouvelles observations fondées sur des bases solides, sur les choses qu'on décrit ? Il vaut mieux laisser les choses dans l'oubli que de les entreprendre pour ne faire que répéter ce que nous connaissons déjà depuis de longues années. Le véritable but, quand on veut écrire ou faire un bon ouvrage, est d'inventer, d'observer, de perfectionner ou de réformer en prouvant les choses, en y répandant assez de lumière pour que le lecteur soit plus satisfait en lisant l'ouvrage de la composition de l'auteur. Une grande partie des ouvrages modernes n'ont été écrits que par des auteurs plagiaires, comme l'expérience nous le démontre tous les jours en lisant des ouvrages nouveaux.

Dans le paragraphe XIV, nous combattons Juncker sur la préparation de l'opium, parce que cet auteur croit que la fermentation au moment de son action augmente les vertus de l'opium, et que si on laisse passer le moment où elle a lieu, ses propriétés diminuent. Nous disons que nous désapprouvons l'observation de ce célèbre chimiste.

Le même paragraphe renferme le procédé de Charas. Nous prouvons aussi par nos remarques, qu'en épuisant l'opium par l'eau on fait séparer et diviser la résine contenue dans l'opium brut. La méthode de ce bon auteur n'est pas plus exacte que la précédente.

Le paragraphe XV renferme le procédé du fameux Lemery. Nous faisons plusieurs réflexions sur sa méthode, et nous prouvons d'une manière convaincante que ce procédé est très-imparfait, parce que l'auteur se sert de l'esprit de vin pour purifier l'opium ; il le fait torréfier dans une terrine, et nous disons que c'est encore le moyen d'obtenir un extrait plus altéré. Ce procédé n'est pas fondé sur les vrais principes chimiques. Cependant cet auteur était profond dans cette partie, et un des plus grands observateurs de son temps : il excellait dans la chimie, comme on peut en juger par ses ouvrages qui sont accompagnés de réflexions judicieuses.

Division du second chapitre.

Dans le paragraphe premier, nous faisons l'apologie de M. Baron, médecin chimiste, sur les excellentes remarques que cet auteur estimable fait sur la préparation de l'opium ; nous rapportons plusieurs notes intéressantes que nous avons puisées dans sa chimie. Dans le second paragraphe du même chapitre, nous parlons encore de cet auteur avec un grand avantage sur de nouvelles observations qu'il fait sur l'extrait d'opium, et sur le procédé de Lemery qu'il conteste plus d'une fois. Nous faisons mention aussi des réflexions de M. Baron, qui satisfont le lecteur par son bon style.

Dans le paragraphe III, nous faisons des réflexions sur le procédé de Swediaur ; nous disons qu'en triturant l'opium dans un mortier avec de l'eau, on fait séparer la résine, qu'une partie de cette résine se combine avec l'extractif, et que l'extrait qu'on obtient par la méthode de ce bon auteur est résineux au lieu d'être gommeux.

Dans le paragraphe IV, nous avons décrit le procédé de la pharmacopée portugaise. Nous prouvons par des observations fondées sur les principes de la pharmacie, que cette manière de préparer l'extrait d'opium est très-défectueuse, et que l'extrait qu'on obtient par le procédé des Portugais est résineux comme le précédent. A la suite de ce paragraphe nous parlons des procédés des Espagnols, lesquels sont aussi inexacts.

Dans le même paragraphe, nous décrivons le procédé de la pharmacopée de Brunswick, qui prépare l'extrait d'opium avec du suc de citron et de l'eau acidulée. Nous disons que les acides changent les propriétés de l'opium ; et, pour appuyer nos réflexions, pour qu'on ne puisse pas les contrarier, nous rapportons une observation de Lemort que M. Baron a insérée dans sa chimie, que le vinaigre dont quelques anciens se servaient pour la préparation de cet extrait, le rendait astringent. D'après des observations qui viennent d'une aussi bonne part, nous pouvons réfuter sans crainte le procédé de la pharmacopée de Brunswick, lequel n'est fondé que sur de mauvais principes.

Le paragraphe V renferme le procédé de Fulde, qui recommande de contuser l'opium et de le triturer dans un mortier de marbre, avec de l'eau froide, jusqu'à ce qu'elle en sorte colorée. On réitère la même opération , on réunit ensuite les liqueurs et on les fait évaporer à une douce chaleur jusqu'à consistance d'extrait. Nous disons qu'en triturant l'opium, la résine se sépare et se remêle avec la partie extractive la plus pure. Le procédé de l'auteur de la pharmacopée de Fulde serait bon s'il ne prescrivait pas de triturer l'opium brut.

Dans le paragraphe VI, nous rapportons le procédé de la pharmacopée de Suède qui prépare cet extrait en faisant digérer l'opium contusé dans l'eau, et prescrit de passer la liqueur en exprimant fortement. Ce procédé serait exact si l'auteur de la pharmacopée de Suède ne disait pas d'exprimer l'étamine.

Dans le paragraphe VII, nous avons décrit le procédé des Chinois sur la préparation de l'extrait d'opium qu'ils font torréfier pour le purifier. Nous faisons sur cette méthode plusieurs réflexions ; et pour appuyer nos idées sur des principes infaillibles , nous citons plusieurs grands auteurs étrangers qui ont eu beaucoup de célébrité de leur temps , et qui ont fait de justes observations sur la préparation de l'opium et sur la manière de l'administrer, en l'associant avec d'autres médicamens pour le priver de sa propriété constipante et des principes vireux. Malgré le génie gigantesque et les idées philosophiques des auteurs que nous citons, ils ne sont point parvenus au but qu'ils se proposaient d'atteindre en faisant des expériences ingénieuses et réitérées ;

ils n'ont pas été heureux dans leurs entreprises, et leurs recherches ont été infructueuses sur la partie qu'ils professaient honorablement. Nous croyons être parvenus à un résultat important par le moyen de notre procédé, que nous décrirons à la fin de cet essai.

Dans le même paragraphe, nous décrivons les procédés des dispensaires russes qui préparent cet extrait en faisant digérer l'opium dans l'eau jusqu'à ce qu'il soit épuisé par ce liquide en répétant plusieurs digestions, en laissant déposer pour décanter la colature ; ensuite on réunit les liqueurs et on les soumet à l'évaporation spontanée. Nous observons soigneusement qu'en épuisant l'opium on fait séparer la résine qui se mêle avec l'extractif et le rend résineux. Dans ce même paragraphe, nous rapportons un second procédé qui est inséré dans la pharmacopée de Saint-Pétersbourg, qui le prépare en prenant trois parties d'eau et une partie d'alcohol. Nous faisons des observations sur ce second procédé qui est fautif comme le précédent.

Dans le même paragraphe, nous parlons des procédés des Polonais qui préparent l'extrait d'opium comme les Français ; les uns se servant de l'eau commune, et quelques autres employant l'alcohol et des acides ; leurs procédés sont variés comme les nôtres.

A la suite des procédés polonais, nous parlons de ceux des Turcs, et nous disons que cette nation prépare l'extrait d'opium comme les Chinois ;

quelques-uns le préparent d'après la pharmacopée de Brunswick, etc. etc.

Dans le même paragraphe, nous décrivons les procédés des Américains, et nous disons qu'ils le préparent comme les Espagnols. Dans ce paragraphe nous rapportons les procédés des Hollandais et des Napolitains. Nous ne nous étendons pas sur ces derniers procédés, pour ne pas grossir notre ouvrage.

Le paragraphe VIII renferme le procédé de M. Puymorin, qui a conseillé de préparer cet extrait par la combution spiritueuse. Nous faisons des remarques bien motivées pour prouver que la méthode de ce chimiste est très-défectueuse ; qu'elle ne donne pas un extrait entièrement dépouillé de sa résine, et que cet extrait est surchargé d'oxide de carbone qui contrarie les propriétés naturelles de cet extrait exotique.

Division du troisième chapitre.

Dans le paragraphe premier, nous rapportons les expériences ingénieuses de M. Boudet, rédacteur du bulletin de pharmacie. Il résulte des travaux de ce savant, que l'opium des environs de Naples a beaucoup d'analogie avec l'opium exotique. Les deux sortes d'extraits lui ont fourni par l'analyse les mêmes principes dans des proportions différentes, tandis que l'opium des environs de Paris n'a pas donné les mêmes substances par l'analyse que le même auteur en a faite avec beaucoup de sagacité. Nous faisons l'apologie de ce pharmacologiste éclairé, sur les réflexions judicieuses qu'il fait sur l'opium.

Dans le même paragraphe, nous décrivons les expériences particulières que nous avons faites avec soin sur l'opium ; nous prouvons que l'opium que nous avons retiré du pavot somnifère des Landes, a beaucoup d'analogie avec l'opium thébaïque, et que notre opium indigène est un calmant plus doux que celui qui nous vient de l'étranger. Nous détaillons plusieurs expériences intéressantes qui satisferont sans doute le lecteur. Nous démontrons par des principes certains et appuyés sur la chimie moderne et la pharmacie, qu'on n'est pas encore parvenu, malgré le génie de plusieurs habiles chimistes du siècle, à nous donner une analyse exacte et convaincante sur les principes constituans de l'opium, comme pourront en juger ceux qui liront avec attention notre ouvrage. Nous donnons le résumé de l'opium tant exotique qu'indigène. Nous avons trouvé dans l'un et dans l'autre, les mêmes substances dans des proportions différentes. Par les réflexions détaillées que nous faisons, nous éclaircissons, autant que nos faibles connaissances nous le permettent, les préparations de l'opium ; nous osons croire que nos procédés seront adoptés par les pharmaciens qui exercent cette science avec distinction. Nous avons trouvé dans l'opium un acide particulier qui a été nommé par M. Proust *acide opique*. Cet acide rougit assez la teinture de tournesol. Les auteurs qui ont écrit sur l'opium depuis M. Proust , ne parlent point de cet acide ; ils ont eu tort de ne pas adopter l'observation de ce bon praticien , laquelle est bien juste ; nous avons obtenu séparément cet acide, et nous devons louer cet auteur qui a commencé à nous tracer la route pour parvenir plus facilement à faire une analyse exacte , comme celle que nous avons faite et que nous détaillons en expliquant la théorie chimique ou les phénomènes qui se passent dans toutes les préparations de l'opium.

Le même chapitre renferme aussi des expériences curieuses que nous avons faites nous-mêmes sur des animaux, avec l'opium thébaïque et celui des Landes. Nous avons fait des essais comparatifs pour nous assurer si l'opium indigène était aussi calmant que l'opium qui nous vient de l'étranger. Il résulte de nos travaux qu'il faut un quart de plus d'opium indigène pour produire le même effet que celui qu'on prépare dans les officines. Nos expériences engageront d'autres pharmacologistes à faire de nouveaux essais. Les recherches qu'on fera donneront lieu à l'accroissement de la pharmacie et à l'agrandissement de la médecine.

Dans le même chapitre nous rapportons les expériences de M. Dubuc, pharmacien distingué à Rouen , qui prétend que l'odeur de l'opium lui provient des feuilles. Nous prouvons contre ce pharmacien le contraire. Nous parlons aussi de M. Derosne, pharmacien de Paris , sur l'analyse qu'il a faite de l'opium. Nous prouvons que son

analyse est douteuse , puisque cet auteur dit y
avoir trouvé une matière végétale qu'il présume
être de l'extractif oxigéné. Nous disons qu'en chimie et en pharmacie on ne doit pas présumer,
et qu'il faut prouver les choses par des faits certains, visibles et palpables , pour ne pas mettre
de confusion dans ses écrits. Dans le même paragraphe, nous disons combien de sortes d'opium on
trouve dans le commerce ; nous décrivons les procédés des Orientaux sur l'extrait de ce suc végétal,
et nous rapportons la manière dont il le préparent
pour leurs usages personnels.

Dans le paragraphe II., nous avons rapporté
avec beaucoup d'exactitude les observations que
Boyle a faites sur l'opium avec plusieurs praticiens sur diverses maladies où l'on fait prendre
ce médicament.

Le paragraphe III renferme le procédé de
M. Pesche, pharmacien à la Ferté-Bernard. Nous
démontrons que le procédé de ce pharmacologiste n'est pas fondé sur les principes de l'art et de
la science , parce que ce procédé ne donne pas
un extrait entièrement dépouillé de toutes les
substances impures que l'opium de commerce contient dans sa nature. Quoique plusieurs habiles
pharmacologistes disent que cette méthode est
ingénieuse , nous la combattons d'après des expériences constantes dont nous donnons les résultats.

Dans le dernier paragraphe nous décrivons
notre procédé pour préparer l'extrait d'opium
gommeux. Nous donnons l'invention d'un vase

pour faire la digestion de l'opium dans l'éther sulfurique, pour enlever à l'opium la dernière portion de résine. Ce vase sert aussi à faire la filtration, pour que l'air ne puisse pénétrer dans l'intérieur du vaisseau, et qu'il n'altère pas la solution d'extrait. Nous sommes parvenus, par le moyen de notre procédé, à priver l'opium de toutes les substances hétérogènes. Dans le même paragraphe nous faisons mention de l'excellente traduction que M. Brion, médecin de la ville de Lyon, a faite d'un ouvrage italien sur l'opium dans les maladies vénériennes. Enfin nous rapportons la liste des auteurs que nous citons dans l'ouvrage.

ESSAI

ESSAI

SUR

L'EXTRAIT GOMMEUX

D'OPIUM,

POUR L'OBTENIR DANS TOUTE SA PERFECTION,

CHAPITRE PREMIER.

§. Ier.

L'OBJET que nous nous proposons en publiant cet essai, est de donner un grand développement sur la préparation de l'extrait d'opium. Nous espérons que nos observations fixeront l'attention des médecins et des pharmaciens. Les derniers sentiront l'utilité d'avoir dans les officines un extrait d'opium entièrement dépouillé de sa résine.

M. Baumé qui a fait un long travail sur cet extrait, n'est point parvenu à le priver de sa résine ; nous croyons être parvenus à ce résultat par une infusion à froid. Cet auteur a cru avoir obtenu, par son procédé, un extrait gommeux ; mais il n'en a retiré qu'un extrait résineux, comme nous le prouverons par la suite.

M. Baumé recommande « d'avoir soin de grat-
» ter de temps en temps, avec une spatule de
» bois, le fond du vaisseau, pour détacher la
» résine qui se précipite ; » il aurait dû recommander au contraire de ne pas remuer, pour ne pas mettre davantage en contact la résine avec l'eau, dans laquelle il y en a toujours une partie

qui se divise dans le liquide, et finit par se mêler avec l'extrait. Ce chimiste croyait aussi que tout ce qui se précipitait était de la résine, tandis qu'il n'y en avait qu'une partie ; et l'autre partie est de l'extractif rendu presque insoluble par l'oxigène. Nous avons remarqué plus d'une fois, en faisant des extraits, que l'air atmosphérique qui frappait à la surface du liquide, s'y décomposait en partie, et qu'une partie de son oxigène se portait sur l'extractif, et l'altérait beaucoup. M. Figuier, professeur de chimie distingué à l'école de Montpellier, a fait aussi des observations sur plusieurs extraits ; ce qui vient à l'appui de nos observations sur le procédé de M. Baumé. On peut remédier à cet inconvénient par un petit alambic avec un bain - marie en argent, uniquement destiné à cet usage. Il y aura dans cet alambic un tuyau par où passera l'eau d'évaporation qui ira plonger de quelques lignes dans un vase à moitié rempli d'eau, afin que l'air ne puisse point pénétrer dans l'intérieur du vaisseau, et qu'il n'altère point l'extrait.

Quand M. Baumé passait la liqueur à travers le blanchet pour séparer le sédiment qui s'était formé pendant la digestion, il lavait le marc pour enlever la dernière portion d'extrait ; l'eau entraînait avec elle une partie de résine restée sur le blanchet. Si M. Baumé n'avait pas fait bouillir de nouveau le marc, s'il ne l'avait pas lavé, si enfin il avait passé légérement la liqueur, sans exprimer fortement l'étamine, il aurait obtenu un extrait gommeux, au lieu d'un extrait très - résineux produit par sa longue digestion.

M. Parmentier dit, dans son code pharmaceutique, « de couper par petits morceaux de » l'opium, de verser par-dessus de l'eau froide, » de laisser macérer pendant douze heures. Au » bout de ce temps, l'opium est presque entière-

» ment dissous. On malaxe, on filtre la liqueur,
» on verse de nouvelle eau sur le résidu, jusqu'à
» ce qu'elle ne soit plus colorée ; on réunit toutes
» les liqueurs, on les fait évaporer au bain-
» marie en consistance d'extrait mou, on dissout
» cet extrait dans l'eau froide, on laisse déposer
» et on filtre ; on fait évaporer de nouveau. »

Il dit encore « que le second moyen pour
» le rendre plus pur, est celui qui est recom-
» mandé, pour débarrasser l'extrait de coloquinte
» de la résine nuisible. » Plus on le fait dissoudre
dans de nouvelle eau pour le purifier, plus il s'altère, pour les raisons que nous avons développées
plus haut ; parce que plus il se trouve en contact
avec l'air atmosphérique, plus il s'altère, attendu
qu'une partie d'air s'y décompose en frappant à
sa surface pendant le temps de la filtration et de
l'évaporation. Fourcroy et Vauquelin ont fait des
observations sur les extraits, sur les décoctions
et les infusions, et disent qu'en se refroidissant ils
les coloraient et les troublaient par des matières
floconeuses qui se séparent comme des lies et se
précipitent au fond du vaisseau. Ces substances
ne sont autre chose que les matières extractives
dissoutes dans l'eau, rendues insolubles par l'oxigène. M. Bertholet, qui a fait de nombreuses expériences sur les végétaux, a prouvé d'une manière
plus évidente encore, que les altérations avaient
lieu à la surface et dans l'intérieur des huiles qui
absorbent de l'oxigène ; il l'a également remarqué
aussi dans les sucs clarifiés des plantes, dans les
décoctions des bois, des écorces des racines qui,
exposées au contact de l'air, laissent précipiter
des substances floconeuses, irrégulières, épaisses
et indissolubles. Cette concrétion de matières qui
se séparent de ces liquides végétaux, ne dépend
absolument que de la fixation de l'oxigène atmos-

phérique sur les produits immédiats ou médiats dissous dans ces liquides. Lorsqu'elle a lieu, ces liquides perdent la plus grande partie de leur vertu. La lumière influe beaucoup dans la production des phénomènes qui résultent de l'altération des substances végétales par le contact de l'air. Elle doit être regardée comme la cause des couleurs qu'on remarque dans les matières végétales, et qui varient suivant la différence de proportion de l'oxigène qui se combine avec ces substances. M. Fourcroy (1) a fait de nombreuses expériences sur l'influence du gaz oxigène sur les couleurs des végétaux, lesquelles éclairent de la manière la plus exacte cette curieuse et intéressante partie de la chimie. Il a spécialement dirigé ses recherches sur tout ce qui a du rapport à la teinture et à la peinture. Il a vu que l'oxigène verdit la teinture bleue de l'indigo, qui perd sa nuance verte en perdant l'oxigène qu'elle a pris. Mais si dans le premier cas on lui ajoute de l'oxigène, elle devient jaune et ne change plus. Il prouve ensuite que la plupart des décoctions de bois ou d'écorces jaunes, rouges, exposées au contact de l'air et de la lumière, se troublent et se couvrent d'une pellicule grenue qui passe successivement par les nuances du brun-noir, du brun-pourpre, du rouge-marron, de l'orange et du jaune qui est le dernier terme de cette altération. Ces diverses nuances sont l'effet de la fixation de l'oxigène sur les matières végétales, lequel donne à ces dernières la faculté de réfléchir tel ou tel rayon lumineux, selon que le principe s'y fixe en plus ou moins

---

(1) Annales de chimie, tom. V. Mémoire sur l'influence du gaz oxigène atmosphérique sur la coloration des substances végétales.

grande proportion. Le mélange de diverses doses d'acide muriatique oxigéné avec ces liquides végétaux, offre les preuves les plus certaines que leur coloration est l'effet de l'oxigénation : on voit effectivement que cet acide altère ces liquides de la même manière, relativement aux différentes couleurs que produit l'absorption de l'oxigène de l'air. Les théories que nous venons de développer viennent aussi à l'appui de nos observations sur le procédé de M. Parmentier, comme nous l'avons aussi dit sur le procédé de M. Baumé. En citant M. Figuier, il recommande de malaxer l'opium, pour l'épuiser, jusqu'à ce que l'eau en sorte incolorée : c'est le moyen de faire séparer ou diviser dans l'eau une grande partie de résine, et de faire qu'une partie de cette résine se mêle avec l'extrait par l'évaporation réitérée. Nous n'adopterons point son procédé qui n'est pas fondé sur les principes de l'art et de la science, non plus que celui de M. Josse, ni celui de M. Baumé, quoique Virey dise dans sa pharmacopée, que la résine se précipite pendant la digestion, tandis que c'est presque tout de l'extractif oxigéné, devenu insoluble par l'union de ce dernier principe. Nous sommes surpris qu'un pharmacien éclairé comme Virey puisse dire que c'est de la résine, et que ce pharmacologiste ne se soit pas aperçu que ce procédé est des plus inexacts et des plus imparfaits, ainsi que celui de M. Josse. Virey dit encore que ce qui se précipite est de sulfate de chaux, tandis qu'il n'y en a qu'une petite partie, et que l'autre partie est de l'extractif altéré mêlé avec un peu de résine et d'oxide de carbone en plus forte proportion.

§. I I.

Le procédé de M. Josse, le plus exact après celui de M. Baumé, ne donne également pas un extrait privé de sa résine ; ce qui fait qu'en pétrissant entre les doigts de l'opium rendu malléable par un peu d'eau, et le lavant dans une eau à la température de dix à douze degrés, l'extrait se dissout facilement dans l'eau. Par le frottement, on fait séparer beaucoup de résine de celle qui reste entre les doigts par l'action aidée du calorique de l'eau à douze degrés, puisque le liquide se trouble même avec l'eau froide ; ce qui prouve d'une manière évidente qu'une partie de résine se sépare de la matière qui ressemble au gluten du froment, et cette résine se remêle avec l'extrait. L'auteur dit de passer la liqueur à travers une étoffe de laine ; mais l'union de la résine avec l'extrait a lieu avant de filtrer la liqueur, par l'action réciproque qu'ont les deux substances l'une sur l'autre, en sorte qu'elles ne forment plus qu'un seul corps homogène, au lieu que par notre procédé la résine ne se sépare point, non plus que son huile essentielle. Il n'y a que la partie la plus pure et la plus soluble qui se dissout dans l'eau ; et nous obtenons, par l'évaporation à petit feu, un extrait pur et bien gommeux : ce dont pourront se convaincre les médecins qui indiqueront à leurs malades l'usage de notre extrait.

§. I I I.

Nous avons remarqué qu'il était indispensable de se servir de l'eau distillée pour la préparation de cet extrait, parce que, quelle que soit l'eau qu'on emploie, elle ne peut être pure sans être distillée. Elle contient toujours des substances salines en dissolution, et ces substances se mêlent avec l'extrait et l'altèrent beaucoup. Si M. Baumé s'était servi de l'eau distillée, il aurait eu de l'extrait plus parfait. Par son procédé, il s'évapore vingt-quatre onces d'eau par jour ; et quand cette eau ne contiendrait que deux grains de substances salines par livre et demie d'eau, cela ferait toujours soixante grains par mois ; ce qui produirait, dans l'espace de six mois que dure son évaporation, trois cent soixante grains de matières étrangères à cet extrait ; ce qui peut bien changer la nature et la vertu de l'extrait d'opium. Il y a des eaux dont vingt-quatre onces contiennent jusqu'à quatre et même cinq grains de matières séléniteuses et terreuses : on peut citer celle de la Seine que les Parisiens emploient tous les jours pour leurs opérations pharmaceutiques.

§. I V.

Nous devons faire remarquer encore, que le vaisseau qui doit servir à faire l'évaporation, doit être couvert, pour que l'air, qui dénaturerait en partie l'extrait, ne puisse point y pénétrer. Pour ne pas courir le risque d'un tel résultat, nous avons fait construire un petit alambic sans réfrigérant.

La première pièce de cet alambic est une cucurbite de cuivre de six pouces de diamètre sur dix de profondeur ; la seconde pièce est le bain-marie, fait en argent, en forme de pain de sucre ; son diamètre est de quatre pouces et sa profondeur de sept. La troisième pièce est le chapiteau, fait comme celui d'un alambic de verre, avec un long tuyau par côté, et recourbé au bout en forme de bec. Ce tuyau est destiné à recevoir l'eau de l'évaporation, il doit plonger de quelques lignes dans un récipient à moitié rempli d'eau, pour que l'air n'entre pas dans l'intérieur du vaisseau. On aura soin pendant l'évaporation de l'extrait, de ne jamais laisser remplir le récipient d'eau, pour que le tuyau ne plonge pas beaucoup dans l'eau, et qu'il n'y ait pas absorption.

§. V.

Virey, au lieu de perfectionner les anciens procédés, pour avoir dans les officines un extrait d'opium plus pur, a suivi la même route des anciens pour se précipiter dans un abîme. Nous ne blâmerons point les anciens auteurs, parce qu'ils sont tous estimables. Nous devons les remercier des ouvrages qu'ils ont publiés, lesquels ont donnés lieu à des découvertes utiles et à l'accroissement de la pharmacie. Si les modernes avaient perfectionné et simplifié les formules officinales, ils auraient accéléré les progrès de la science, et cette science aurait fait un pas de géant sur le même sentier que la chimie. Les modernes, dirons-nous encore, ont plus de ressources que les anciens, parce que du temps jadis la chimie n'était pas si avancée qu'elle l'est aujourd'hui. Ce n'est que par le moyen de la chimie que nous pouvons parvenir au perfectionnement de la pharmacie pour bien classer nos idées.

MM. Vauhelmont, Ettmuller, Langelot et Neuman, prescrivent des fermentations pour priver l'opium des principes vireux. Ces auteurs, au lieu d'obtenir un extrait parfait, n'ont obtenu qu'un extrait altéré et plus altéré encore que l'opium de commerce, comme nous le prouverons dans cet ouvrage, par le développement intéressant que nous donnerons. Nous dirons avec les bons auteurs danois, que la fermentation détruit la partie la plus pure et la plus calmante de l'opium sans toucher aux principes vireux, parce que dans toute fermentation il y a fixation d'oxigène qui se combine avec l'extractif et forme un oxide de carbone qui se précipite en noircissant l'extrait. Cette alté

ration a lieu aussi quand on fait l'évaporation de
cet extrait au contact de l'air, et l'opium se trouve
privé de la partie extractive la plus efficace. En
le préparant par la fermentation, comme le re-
commandent une foule d'auteurs célèbres de leur
temps, on ne retire qu'un extrait oxigéné qui n'a
pas de vertu bien marquante.; tandis qu'avec
l'opium de commerce, sans lui faire subir aucune
préparation préliminaire, on obtiendra un extrait
plus gommeux qu'avec l'opium fermenté; et en
le préparant comme nous l'indiquerons dans cet
essai, nous obtiendrons un extrait qui aura toute
la qualité requise. Les principes vireux de l'opium
n'ont pas autant d'affinité pour l'oxigène que l'extractif. Ce qui nous prouve d'une manière évidente
que l'extractif pur a plus d'affinité que les autres
substances contenues dans l'opium, c'est que
l'extractif enlève l'oxigène à une infinité d'oxides
métalliques, comme les expériences chimiques nous
le démontrent d'une manière claire et constante
qu'on ne peut contester, si peu que l'on soit versé
dans la chimie, parce que les observations sont
fondées sur des bases solides.

Si, comme le pense Virey, le procédé par la
fermentation ne convient pas pour la préparation
de l'extrait d'opium que l'on destine à la confec-
tion des sirops, il ne convient pas davantage pour
celui que l'on veut faire entrer dans les autres
médicamens, tels que pilules, électuaires, opiats,
etc., dont l'opium fait la base.

M. Virey dit encore, pour se jeter dans un
labyrinthe, qu'il préfère le procédé d'Accarie,
pour la préparation de cet extrait, procédé qui
est le plus imparfait qu'on ait encore publié jusqu'à ce jour. Il consiste à prendre une livre et
demie d'opium brut, de le couper menu, de le
faire digérer à une douce chaleur avec de l'eau et
du charbon en poudre, en agitant le mélange pen-

dant quelques jours. L'auteur passe la liqueur, il la clarifie avec des blancs d'œufs, il l'évapore au bain-marie jusqu'en consistance d'extrait, il en obtient la moitié de poids de l'opium. Cet extrait, selon lui, est privé de toute odeur vireuse. Nous pouvons dire plutôt que cet extrait est privé de la partie gommeuse qui est la plus précieuse, et celle qu'on doit chercher à obtenir quand on prépare cet extrait. Nous combattrons courageusement d'une manière constante cette théorie, qui est contraire aux principes et aux règles de la pharmacie, comme nous allons le détailler.

§. V I.

Observation sur le procédé d'Accarie.

Quand on fait digérer l'opium avec de l'eau et du charbon en poudre pendant quelques jours à une douce chaleur, il y a décomposition d'eau ; une partie de son oxigène se combine avec l'extractif, et forme de l'oxide de carbone qui se précipite et noircit davantage. Cet extrait se trouve privé de la partie la plus pure et la plus soluble dans l'eau, pendant la digestion. Il y a aussi décomposition d'air, qui forme de nouveau de l'oxide de carbone ; une partie d'oxigène se combine avec une partie d'hydrogène provenant de la décomposition de l'eau, et forme de l'acide acétique. Cet acide acétique se porte sur la petite quantité de potasse, contenue dans le charbon, et forme de l'acetate de potasse qui reste avec l'extrait. L'auteur, pour que cet extrait soit plus altéré, le clarifie avec des blancs d'œufs, lesquels fournissent encore à cet extrait un autre alcali, qui est la soude conténue dans le blanc d'œufs ; et cet alcali altère encore plus cet extrait, le dénature presque complétement et en diminue la propriété naturelle.

(11)

Nous observerons encore qu'une douce chaleur pendant quelques jours accélère la fermentation. Virey dit que la fermentation est défectueuse pour la préparation de cet extrait ; il rapporte dans sa pharmacopée le procédé d'Accarie pour l'applaudir, et il réfute les procédés les plus exacts qui sont décrits dans les meilleurs auteurs ; c'est vouloir maintenir le vice des mauvais auteurs. En fait de science, il faut dire la pure vérité, pour que des fautes grossières ne se glissent plus dans les ouvrages. Nous réfutons à juste titre ce procédé qui n'est pas appuyé sur de bons principes, comme nous venons de le prouver dans le paragraphe précédent.

§. V I I.

Virey dit encore (1) que « Cornette préparait
» son laudanum, en faisant de l'extrait ordinaire
» d'opium qu'il redissolvait et concentrait plu-
» sieurs fois, et en séparant la résine, il obtenait
» un extrait plus gommeux. » Nous observerons sur ce procédé qu'en faisant plusieurs évaporations on fait altérer l'extrait pour les raisons que nous avons dites, que l'air qui frappe à la surface du liquide dénature l'extrait en s'y décomposant, et que son oxigène enlève la partie gommeuse à l'opium. Par les évaporations réitérées, l'auteur croyait le priver de sa résine, tandis que la substance qu'il en séparait était de l'extractif insoluble que Cornette prenait pour la résine pure de l'opium.

§. V I I I.

Nous prouverons aussi, avec quelques auteurs étrangers, tel que Chéel, médecin de la cour

---

(1) Voyez le Traité de pharmacie théorique et pratique, par Virey, tome I., pag. 389.

royale de Copenhague , que l'extrait d'opium de
Langelot , fermenté avec le suc de coings , est
une préparation plus imparfaite que la précédente ;
parce que le suc de coings qui contient de l'acide
malique , change les propriétés de l'opium, comme
nous le prouverons, par l'observation de *Lemort*
sur cet extrait que nous décrirons dans son lieu ,
que les acides altèrent la partie gommeuse de
l'opium. Le procédé de Langelot consiste à prendre une pinte de suc de coings par dix gros d'opium
brut , le faire dissoudre dans ce suc à une douce
chaleur , et laisser fermenter pendant un mois. Au
bout de ce temps on filtre la liqueur fermentée ,
et on la met évaporer jus'qu'en consistance d'extrait ordinaire ou pilulaire. Nous avons dit que la
fermentation qu'on fait subir à l'opium , pour le
débarrasser des corps étrangers qu'il contient, était
nuisible ; parce que la fermentation , au lieu de
le rendre plus pur, le rend plus impur. La grande
quantité de mucilage contenu dans le suc de coings,
facilite et accélère la fermentation ; il s'y produit
de l'acide acétique , et la liqueur qui contient l'extractif en solution qui n'est pas altéré , se trouve
entourée de deux acides végétaux , qui sont l'acide
malique et l'acide acétique. Cette fermentation
donne aussi naissance à la formation de l'acide
carbonique qui se dégage par le mouvement in-
testin du liquide ; c'est toujours vouloir apporter
dans les bons médicamens des substances étrangères pour en absorber ou neutraliser les principes
les plus efficaces.

§. I X.

Le Codex de Paris recommande de préparer l'extrait d'opium avec du vin blanc au lieu
d'eau , qui dissoudrait mieux la partie extractive
de l'opium. Le tartre, qui contient naturellement

de la potasse, peut détruire les principes calmans de l'opium, ce procédé ne devrait plus être suivi par les pharmaciens.

L'opium de Rousseau est aussi une opération très-imparfaite, quoique M. Seguin, qui est un habile chimiste, ait réformé cette préparation pharmaceutique, et que ce dernier auteur se soit exercé à mieux préparer cet extrait par le procédé de Rousseau. Cet auteur aurait dû, ce nous semble, s'occuper de choses plus utiles qu'à réformer un ancien procédé qui ne sera jamais suivi dans les officines. Nous n'adopterons point cette réforme qui n'est pas exacte. Nous décrirons des procédés moins dispendieux pour avoir un bon extrait.

<h2 style="text-align:center">§. X.</h2>

M. Virey rapporte dans sa pharmacopée « que M. Boullay est parvenu à adoucir l'opium » en faisant une dissolution alcoholique aqueuse » dans l'eau-de-vie, de l'opium, ensuite en mettant » le feu à cette eau-de-vie jusqu'à épuisement du » principe spiritueux. Ce moyen assez ingénieux, » et qui donne une chaleur égale, laisse dans la » liqueur restante un opium adouci, dont on peut » former un extrait à la manière accoutumée. »

Observation sur le procédé de M. Boullay.

M. Virey dit que l'inflammation laisse dans la liqueur restante un opium adouci, qui est l'oxide de carbone que laisse l'eau-de-vie en brûlant. En effet l'immortel Lavoisier a prouvé dans une infinité d'expériences ingénieuses, que l'alcohol en brûlant laissait pour résidu de l'oxide de carbone, et qu'il y avait formation d'eau, et quelquefois d'acide carbonique. Nous demandons à Virey, qui existe encore, si l'oxide de carbone adoucit l'opium;

nous le prions de répondre cathégoriquement
à cette observation. Nous n'adopterons point le
procédé de M. Boullay, quoiqu'il soit un bon rédacteur du bulletin de pharmacie ; nous l'invitons
à nous donner un procédé plus exact et mieux
fondé que celui qu'il a publié depuis quelques
années.

§. X I.

M. Bucquet (1) conseille d'extraire les principes calmans en faisant dissoudre à froid l'opium
dans une suffisante quantité d'eau, et de faire évaporer cette solution d'opium jusqu'à consistance
convenable. C'est le procédé le plus exact qu'on
ait encore proposé jusqu'à ce jour, si ce n'était
que pendant le temps de l'évaporation, l'extractif
s'altère en s'emparant de l'oxigène atmosphérique
qui a beaucoup d'action sur l'extractif, comme
nous l'avons observé. L'auteur aurait mieux fait
de recommander de filtrer la liqueur ; il aurait obtenu un extrait plus précieux ; parce que la petite
partie de résine qui se sépare pendant la solution
de l'extrait dans l'eau, aurait resté sur le filtre,
et l'extrait aurait été plus dépouillé de cette
substance nuisible qui accompagne presque tous
les extraits qu'on prépare dans la pharmacie,
Nous ne ferons point l'éloge de tous les auteurs
que nous avons déjà cités, parce qu'ils n'ont
pas écrit leurs ouvrages sur des principes irréfragables.

§. X I I.

Le procédé de M. Lassone n'est pas plus exact
que ceux dont nous venons de parler ; il con-

(1) Voyez les Élémens de chimie, par Chaptal, tom. III,
pag. 214, troisième édition.

siste à faire dissoudre l'opium dans l'eau, de filtrer la liqueur, de la faire évaporer jusqu'à consistance d'extrait, et de répéter plusieurs fois la
même opération, pour l'amener à sa parfaite
pureté en le privant des substances hétérogènes.
Par les évaporations et les filtrations réitérées
l'opium s'altère de plus en plus, et finit par se
dénaturer complètement.

M. Vitet (1), médecin de Lyon, conseille
dans sa Matière médicale réformée, de faire
digérer au bain-marie, une livre d'opium de
commerce pendant vingt-quatre heures, dans une
très-petite quantité d'eau du Rhône filtrée, de
passer cette liqueur fortement à travers un linge,
et de faire évaporer cette solution d'extrait jusqu'à
consistance convenable. Ce procédé serait assez
ingénieux si l'auteur ne recommandait pas d'exprimer fortement le linge; une grande partie de
résine passe au travers du linge, et cette résine se
remêle avec l'extrait. L'auteur aurait mieux fait
de passer la solution d'extrait au travers d'une
étoffe de laine, il aurait obtenu une liqueur plus
claire et un extrait plus homogène, parce que
les pores d'une étoffe de laine sont plus resserrés
que ceux d'un linge; il aurait pu indiquer la filtration au travers d'un filtre de papier-joseph,
l'extrait aurait encore été plus précieux, et ceux
qui ont écrit après lui auraient dit : cet auteur a
plus opéré que lu; ce qui prouve évidemment que
M. Vitet, qui a écrit sur la pharmacie, ne pos-
sédait point la pratique. La pharmacie est plus
délicate qu'on ne pense : pour être parfait pharmacien il faut étudier avec fruit la nature, connaître les lois des affinités que l'Auteur de la

____

(1) Pharmacopée médico-chirurgicale, par Vitet,
page 217.

nature a assignées à tous les êtres animés et inanimés. Sans ces connaissances, primitives on n'est que faible pharmacien ; et cette partie intéressante , qui embrasse tous les phénomènes qui ont lieu sur le globe terrestre ; est plus difficile à apprendre que la médecine. Les médecins ont des facilités que nous n'avons pas : ils peuvent interroger les malades sur les symptômes qui caractérisent les maladies ; et , par ces symptômes , ils peuvent connaître la nature de la maladie. Mais le pharmacien peut-il interroger la nature sur ce qu'elle fait ? Combien de fois le pharmacien , quand il fait des analyses , est-il obligé de répéter la même opération , pour parvenir à décéler les principes qui composent les corps naturels ? Pour atteindre à ce grand résultat , il faut que le pharmacien ait des connaissances profondes ; pour faire une analyse exacte , il faut qu'il contemple la nature sur ce qu'elle fait , et qu'il imite en petit dans son laboratoire , tout ce qu'elle fait en grand.

§. XIII.

La pharmacopée anglaise dit (1) de prendre quatre onces d'opium, de les mettre dans une cucurbite avec deux livres d'eau, et de couvrir la cucurbite, de la mettre sur le feu et de faire chauffer pendant trois heures; ensuite on cesse le feu. Pendant que la solution d'extrait est encore chaude passez-la à travers une flanelle en exprimant fortement; prenez le marc qui reste sur le blanchet, mettez-le dans un matras avec une *quarte* d'esprit de vin, comme les Anglais l'appellent: cette mesure est à peu-près de la contenance

____

(1) Voyéz la Pharmacopée anglaise , écrite en langue anglaise , pag. 262. Londres 1769.

d'un litre ; couvrez le matras de verre , laissez
digérer pendant vingt-quatre heures ; quand la
liqueur est froide on la passe par le blanchet ;
mettez cette liqueur dans une cucurbite pour retirer les deux tiers d'esprit de vin, duquel on peut
encore se servir pour le même usage , mêlez les
deux liqueurs pour n'en faire qu'une, évaporez-
les jusqu'à consistance pilulaire. C'est la préparation la plus certaine de l'extrait d'opium que l'on
ait encore faite jusqu'à ce jour, comme s'exprime
l'auteur de la pharmacopée anglaise. Il dit encore
que quelques uns préfèrent le laudanum à toutes
les autres préparations opiacées , parce qu'on peut
plus facilement en déterminer la dose. Quelques
uns n'emploient que de l'eau pour la préparation
de cet extrait ; et cette dernière préparation est
une manière certaine de purifier l'opium de ses
impuretés (1).

Observations sur le procédé de la pharmacopée anglaise.

Les Anglais préparent l'extrait d'opium dans
leurs officines en faisant dissoudre à chaud
l'opium brut dans de l'eau commune , ils passent
cette liqueur en exprimant fortement ; ensuite le
marc qui reste sur le blanchet, ils le font digérer
dans de l'esprit de vin, ils distillent cette liqueur
spiritueuse pour retirer les deux tiers d'esprit de
vin , ils réunissent cette dernière solution avec la
dissolution aqueuse, et ils la font évaporer jusqu'à consistance convenable. L'extrait qu'ils ob-
tiennent de ce procédé peu exact, est très - surchargé de résine, parce que l'alcohol enlève au
marc toute la résine qu'il contient, et plusieurs
autres impuretés , et cette résine se mêle avec

----

(1) Ce passage est traduit de la Pharmacopée anglaise.

l'extrait qu'on a enlevé à l'opium par le moyen de l'eau ; le procédé des anglais ne conduit donc à rien, autant vaudrait-il employer en médecine, de l'opium de commerce avec sa résine. L'auteur de la pharmacopée anglaise dit d'exprimer fortement l'étamine ; c'est encore un second moyen d'obtenir un extrait plus altéré.

§. X I V.

M. Juncker dit dans sa chimie écrite en langue latine, que la fermentation augmente la vertu de l'opium ; mais il faut saisir, selon cet auteur, le moment où la fermentation commence à se développer. Si on attendait qu'elle eût cessé, dit cet auteur, la vertu de l'opium diminuerait. Ce n'est que pendant l'action de la fermentation qu'il acquiert de plus grandes propriétés. Nous ne partageons pas l'opinion de ce grand auteur, qui n'est pas fondée sur des principes inébranlables.

M. Charas dit dans sa pharmacopée de préparer cet extrait, en mettant dans un matras une demi-livre de bon opium ; d'y verser par dessus deux livres d'eau de pluie ou de rivière : on agite le matras, on le place sur un bain de sable, on chauffe pendant douze heures à une douce chaleur, qui fait prendre quelques bouillons à cette liqueur ; ensuite on laisse reposer le liquide, on le tire par inclination, on le filtre, on met cette liqueur à part, on met de nouvelle eau sur le résidu, on fait digérer au bain de sable pendant le même espace de temps, on passe, on filtre, on réunit les deux teintures d'opium, on les met dans une terrine vernissée, on fait évaporer à une chaleur modérée, comme l'a dit l'auteur (1), jusqu'à consistance convenable.

____

(1) Pharmacopée royale et chimique, par Charas, page 565.

Observations sur le procédé de Charas.

En suivant le procédé de cet auteur on n'obtient qu'un extrait imparfait, comme nous allons le prouver d'une manière évidente. L'auteur commence, 1.° à faire digérer l'opium dans l'eau de pluie, dans un matras, en le plaçant sur un bain de sable, et à chauffer graduellement pendant douze heures, jusqu'à faire bouillir la liqueur contenue dans le matras. L'action du calorique fait séparer et divise dans l'eau une grande quantité de résine qui se mêle avec l'extrait par l'action intime qu'ont ces deux substances l'une sur l'autre ; quoique l'auteur dise de filtrer la liqueur, l'union de ces deux substances a lieu avant la filtration, comme nous l'avons dit pour le procédé de M. Josse. 2.° L'auteur verse de nouvelle eau sur le marc, pour l'épuiser il le fait chauffer et marcérer pendant le même espace de temps, il filtre cette seconde solution d'extrait, il réunit les deux liqueurs aqueuses, il les fait évaporer jusqu'à consistance d'extrait solide. Nous observerons encore qu'il était inutile que M. Charas recommandât de reverser de l'eau sur le résidu, parce que la première eau suffit pour enlever à l'opium les parties extratives qui se dissolvent facilement, puisque la macération à froid dissout tout l'extratif de l'opium. Nous dirons encore que l'auteur aurait mieux fait de faire l'évaporation de cet extrait dans une bassine ou dans une terrine qui ne fût point vernissée, parce que le vernis peut se fondre quand l'extrait commence à s'épaissir et lui communiquer un mauvais goût.

On nous objectera peut - être que nous aimons à critiquer les auteurs. Nous répondrons à cette observation, que notre intention n'est de critiquer personne, ni de lutter contre des pharmacologistes plus éclairés que nous ; mais que notre unique but est de nous rendre utiles en communiquant au public des expériences, faites avec le plus grand soin, et que nous croyons fondées sur des principes incontestables.

§. X V.

M. Lemery dit dans sa chimie de préparer l'extrait d'opium (1) en prenant quatre onces de bon opium, de le couper par morceaux, de le mettre dans un matras, de verser par-dessus une pinte d'eau de pluie filtrée, de boucher le matras et de le placer sur un bain de sable, en augmentant graduellement l'action du calorique, pour faire bouillir pendant deux heures ; ensuite on coule la liqueur tandis qu'elle est encore chaude, et on la met dans une bouteille ; l'auteur dit de faire dessécher le résidu ou la matière qui ne s'est pas dissoute dans l'eau de pluie, dans une terrine. Quand la matière est entièrement desséchée, il la met dans un matras pour la faire digérer dans l'esprit de vin, jusqu'à la hauteur de quatre doigts, pendant douze heures sur la cendre chaude. Au bout de ce temps, Lemery dit de couler la liqueur, ensuite il fait évaporer les deux liquenrs chacune séparément dans des vaisseaux de grais ou de verre, en les plaçant sur un bain de sable jusqu'à consistance de miel, puis il mêle les deux extraits, et il achève de les faire rapprocher à une chaleur lente jusqu'à consistance convenable.

Observation sur le procédé de Lemery.

Nous sommes surpris que M. Lemery qui était un chimiste des plus exacts de son temps, ait

---

(1) Cours de Chimie de Lemery, commenté et corrigé par M. Baron, médecin, pag. 758.

décrit dans sa chimie un procédé aussi imparfait pour la préparation de l'extrait d'opium ; il n'aurait pas dû recommander de faire digérer le résidu dans de l'esprit de vin pour préparer cet extrait, parce que l'alcohol ne se charge que de matières impures et indissolubles dans l'eau, et ces substances altèrent beaucoup l'extractif et détruisent les principes qui doivent dominer le plus dans cet extrait. Lemery dit encore, pour achever de dénaturer l'opium, de faire dessécher le résidu dans une terrine pour le faire digérer dans l'alcohol ; on n'obtient de cette opération mécanique qu'un oxide de carbone, comme nous l'avons prouvé plus d'une fois dans cet essai ; et l'extrait que Lemery obtenait par son procédé n'avait presque pas de vertu, parce que les principes calmans se trouvent absorbés par d'autres substances qui les masquent et les enchaînent avec la résine et l'oxide de carbone qu'on obtient pour résidu.

CHAPITRE II.

L'AUTEUR que nous louerons le plus est M. Baron, sur la réflexion qu'il fait dans la chimie de Lemery. Il (1) dit que le meilleur procédé pour préparer cet extrait est de le faire par l'eau de pluie ou par l'eau distillée. Ce bon auteur recommande de faire dissoudre l'opium dans de l'eau commune, de faire bouillir la liqueur jusqu'à ce que l'eau paraisse teinte ; on la décante, on la filtre, et on verse de nouvelle eau sur le marc ; on la fait bouillir, on réitère plusieurs fois la même opération ; ensuite on réunit les liqueurs,

____

(1) Ouvrage cité, pag. 260.

on les fait évaporer à un feu violent jusqu'à consistance d'extrait. Le procédé que cet auteur prescrit est imparfait, quoiqu'il fasse des observations justes et fondées sur les principes de la chimie de son temps. En voulant épuiser l'opium, on fait séparer une grande partie de résine, et cette résine contrarie la bonne qualité de l'opium ; en sorte que les médecins ne peuvent plus compter sur l'efficacité de l'extrait d'opium préparé de cette manière.

§. I.

M. Baron dit aussi, dans la chimie de Lemery (1), « que Geoffroy a grand soin de faire observer » dans sa matière médicale, que l'on doit éviter » de faire prendre l'opium, lorsque les évacuations » dont il parle dans l'ouvrage sont critiques ; que lors » même qu'elles sont symptomatiques ; on ne doit » en faire usage qu'avec beaucoup de circonspec- » tion, de crainte de suspendre tout à fait le » concours des esprits, et de jeter le malade dans » le sommeil de la mort, ou de le rendre para- » lytique. Il faut donc avoir soin de ne donner » d'abord l'opium qu'en très-petite dose, que l'on » augmente peu à peu jusqu'à ce que le malade » en éprouve le soulagement. On ne reconnaît » point aujourd'hui dans l'opium de partie spiri- » tueuse proprement dite ; on le regarde avec » raison comme une résine, presqu'entièrement » soluble dans l'eau ; parce que la partie gom- » meuse qui est la dominante, y est tellement » combinée avec la résine, que celle-ci à sa fa- » veur reste suspendue dans un dissolvant qui ne » l'attaquerait pas, si elle était pure.

____

(1) Cours de Chimie de Lemery, commenté par M. Baron, pag. 759.

« Mais de quelque façon que cela arrive,
» Lemort, dans le *Collectanea chymica ley-*
» *densia*, dit avoir observé que l'opium dissous
» dans le vinaigre est un puissant astringent, qui
» supprime le cours des urines au point que les
» malades ont été trois jours sans uriner pour avoir
» pris de l'extrait d'opium préparé avec le vinai-
» gre. Ne pourrait-on pas, d'après une observa-
» tion qui vient d'aussi bonne part, essayer l'usage
» de cet extrait dans le traitement du diabète, qui
» est ordinairement si rebelle à toutes sortes de
» médicamens ? L'opinion du docteur Meab, qui
» croit que cette maladie a son siége dans le foie,
» et non pas dans les reins, comme tout le monde
» l'a pensé jusqu'à lui, ne formerait point une
» contre indication contre la pratique que l'on
» propose ; puisque cet excellent praticien con-
» seille lui-même d'employer dans la cure du
» diabète un petit-lait alumineux, préparé avec
» trois gros d'alun sur quatre livres de lait, ce qui
» forme une boisson astringente propre à fortifier
» toutes les voies urinaires, et les mettre en état
» de résister à l'affluence du liquide qui les avait
» forcées. »

§. I I.

Le procédé inséré d'après M. Lemort dans le
Collectanea chymica leydensia, est la meilleure
méthode pour purifier l'opium de toutes ses impuretés. M. Baron, qui était un grand observateur
de son temps, dit dans sa chimie, que l'extrait
d'opium préparé avec l'alcohol agite extraordinai-
ment le sang et excite le délire, tandis que l'extrait d'opium préparé avec de l'eau, dit Lemort,
ne cause aucune angoisse comme les autres préparations de laudanum ; il ne cause aussi aucune
obstruction, aucuns revers fâcheux ; il calme les douleurs avec douceur et procure aussi un doux sommeil ;

au lieu que l'extrait préparé avec des spiritueux
irrite les nerfs, comme l'observent les meilleurs
auteurs anciens ; c'est pourquoi quelques auteurs
du seizième et du dix-septième siècle, recom-
mandent de préparer cet extrait avec de l'eau pure,
pour avoir un extrait privé de la résine. Nous
ferons l'apologie de M. Baron, au sujet des remarques judicieuses que cet auteur fait sur la préparation de l'extrait d'opium. C'est le seul chimiste
qui fasse des observations justes sur la manière de
débarrasser l'opium de commerce de toutes les substances hétérogènes ; au lieu que tous ceux qui ont
travaillé sur la même partie n'ont écrit leurs ouvrages, que sur des systêmes erronés ; bien loin
de les avoir établis sur des principes sûrs et
propres à perfectionner la sience.

Les anciens qui ont fait l'analyse de l'opium y
ont trouvé une partie acide, une partie urineuse,
et une petite quantité d'huile épaisse. Le résidu
qui reste dans la cornue après la décomposition
de l'opium, que les anciens auteurs appellent
caput mortuum, fournit par la combustion et
par la lixivation une petite quantité de sel alcali
que les modernes appellent carbonate de potasse.
Lemery dit dans sa chimie, que l'opium contient
du soufre, sans prouver ce qu'il avance. Nous réfutons à juste titre l'opinion de cet auteur en disant
que l'opium ne contient pas un seul atôme de
soufre. Ceux qui ont écrit après lui ont réfuté
l'observation de cet excellent auteur. Nous prouverons dans cet essai que ni les anciens ni les
modernes ne sont parvenus à faire une analyse parfaite de l'opium, ni à déterminer quelles sont les
proportions exactes des principes qui le constituent.
Nous sommes parvenus en faisant des expériences
réitérées à faire une analyse très-exacte de l'opium,
que nous détaillerons à la suite de l'ouvrage. Les
expériences

expériences que nous décrirons intéresseront le
lecteur, parce que nous y répandrons autant de
lumière que nos faibles connaissances nous le per-
mettront, sans sortir des limites de l'art et de la
science. Il était temps, ce nous semble, d'éclairer la préparation de l'extrait d'opium, pour que
tous les pharmaciens en aient dans leurs officines
un extrait sur l'efficacité duquel les médecins
puissent mieux compter, lorsqu'il aura été préparé selon le procédé que nous indiquerons.

§. III.

Swediaur prépare l'extrait d'opium (1) en triturant l'opium brut dans un mortier avec de l'eau,
pour dissoudre la partie extractive, en y ajou-
tant de l'eau à plusieurs reprises pour épuiser
l'opium jusqu'à ce que l'eau en sorte incolore;
ensuite l'auteur réunit les liqueurs, il les fait évaporer au bain-marie jusqu'à consistance d'extrait.

Observation sur le procédé de Swediaur.

Nous observons sur le procédé de cet auteur,
qu'en triturant l'opium dans un mortier avec de
l'eau, on fait séparer une grande quantité de résine, et cette résine se remêle avec l'extrait. Par
le mouvement de la trituration, on fait diviser dans
l'eau la résine; cette dernière susbtance est entraînée par l'eau avec la matière extractive, et
l'extrait que l'on obtient par le procédé de cet
auteur est très-résineux. Swediaur recommande
aussi d'épuiser l'opium pour enlever les dernières
portions d'extrait qui restent dans le résidu; c'est
encore un moyen d'obtenir un extrait plus impur.

---

(1) *Pharmacopœa medica practica universalis*,
page 218.

Nous n'adopterons point ce procédé défectueux, et qui n'est pas fondé sur les règles de la pharmacie et de la chimie.

§. I V.

La pharmacopée portugaise, écrite en langue portugaise, dit (1) de prendre deux livres d'opium, de le faire digérer à une douce chaleur dans six livres d'alcohol pendant vingt-quatre heures ; ensuite on passe la liqueur et on met de nouvel alcohol sur le résidu. On tire une seconde teinture, on continue de verser de l'alcohol jusqu'à ce qu'il ne soit plus coloré ; on réunit la teinture alcoholique, on distille, on fait évaporer jusqu'à consistance d'extrait résineux ; ensuite on met trois livres d'eau sur le résidu, on fait digérer à la chaleur du bain-marie, on coule la liqueur aqueuse avec forte expression, on évapore jusqu'à consistance d'extrait gommeux.

Observations sur le procédé de la pharmacopée portugaise.

Nous ne ferons point l'apologie de l'auteur de la pharmacopée portugaise, parce que la méthode qu'il décrit dans son ouvrage n'est point fondée sur la règle de la pharmacie, vu qu'en suivant son procédé on n'obtient qu'un extrait très-imparfait et très-impur, comme nous allons le prouver, 1.º la pharmacopée portugaise recommande avec un grand soin d'épuiser l'opium avec l'alcohol à une douce chaleur par des digestions réitérés, et de couler la liqueur à chaque macération ; ensuite l'auteur réunit toute la teinture alcoholique, il la distille, il la fait évaporer jusqu'à consistance

____

(1) Voyez la pharmacopée portugaise, par Antoine Jose de Sovsa Pinto, page 226.

d'extrait résineux, 2.º l'auteur verse trois livres
d'eau sur le résidu en faisant digérer à la chaleur
du bain-marie, on coule la liqueur avec forte expression, on la fait évaporer jusqu'à consistance
d'extrait gommeux. Le premier extrait qu'on obtient est résineux et gommeux, quoique la partie
gommeuse ne se dissolve pas dans l'alcohol. En
épuisant l'opium par la chaleur, le calorique fait
diviser dans le liquide spiritueux une assez grande
quantité d'extrait qui reste suspendu dans la liqueur, et cet extrait est entraîné par l'acohol en
passant la liqueur, qui est la partie gommeuse et
celle qu'on cherche à obtenir en purifiant l'opium.
Cet extractif se combine avec la partie résineuse
par l'action intime et réciproque qu'ont ces deux
substances l'une sur l'autre, et l'extrait qu'on
obtient n'est qu'un mélange de résine et d'extractif.
Au lieu d'avoir un extrait résineux, ou à un extrait extrato-résineux. L'auteur dit de faire digérer
l'opium dans l'esprit de vin, croyant par là dépouiller entièrement l'opium de sa résine, pour
obtenir ensuite par le moyen de l'eau un extrait
gommeux. Nous avons fait remarquer que le produit obtenu par l'esprit de vin n'est pas de résine
pure. De même l'extrait que l'on obtient par l'évaporation de la teinture aqueuse n'est point de l'extrait pur, il contient une assez grande quantité de
résine que l'alcohol n'a pu enlever à l'opium, parce
que les dernières portions de résine sont enchaî-
nées avec la matière particulière de nature glutineuse contenue dans l'opium de commerce,
comme nous le prouverons à la fin de notre ouvrage, en décrivant l'analyse de l'opium tant indigène qu'exotique. Il résulte de nos observations que
le dernier extrait contient encore des substances
hétérogènes, et que la petite quantité de cet extractif est altérée. On nous objectera que la partie
gommeuse n'est point soluble dans l'alcohol ; nous

le savons : mais nous répondrons à cette question importante, comme nous l'avons déjà dit, que l'action du calorique fait séparer et diviser la partie gommeuse qui est entraînée par l'alcohol, parce que l'auteur ne dit point de filtrer la liqueur pour la mettre à évaporer. Quant à la dernière macération que l'auteur fait avec de l'eau, il dit de passer la liqueur avec forte expression ; c'est encore le moyen d'obtenir un extrait plus altéré, et de faire passer une grande partie de résine restée sur le blanchet. L'auteur aurait mieux fait de filtrer la liqueur au travers d'un filtre de papier-joseph, il aurait eu une teinture plus dépurée, et il aurait obtenu par conséquent un extrait plus efficace. Nous ferons remarquer encore, pour éclairer cette théorie, que le premier extrait contient une assez grande quantité d'oxide de carbone que laisse l'alcohol pour résidu, et cet extrait résineux n'est pas pur ; c'est un mélange de matières de différentes natures. Nous dirons encore que par la macération répétée, l'extrait résineux s'altère par la décomposition de l'air atmosphérique qui frappant à la surface du liquide, enlève l'extractif que cette liqueur spiritueuse contient, et forme de nouveau un oxide de carbone qui, devenant insoluble par l'union de ce dernier principe, se précipite au fond du vaisseau, où se fait la macération ; et une autre partie de cet oxide de carbone reste suspendue dans le liquide, qui n'est point à sa parfaite oxigénation comme le premier : cette observation est incontestable.

Les pharmacopées espagnoles décrivent plusieurs procédés pour purifier l'opium de toutes ses impuretés. Les uns disent de le préparer avec l'esprit de vin, d'autres avec de l'eau commune, et d'autres par la fermentation, par la torréfaction, comme font les Chinois et autres orientaux. Les procédés des Espagnols sont variés à l'infini ;

comme ceux des autres nations ; il serait trop long
de rapporter dans cet ouvrage les moyens qu'ils
emploient pour priver l'opium de la résine et des
autres substances étrangères ; cela nous condui-
rait trop loin, si nous entreprenions de le décrire,
et de le détailler comme les précédens,

La pharmacopée de Brunswick, prépare cet extrait en prenant quatre onces (1) d'opium concassé ;
on le met dans une cucurbite, de verre avec dix
onces de suc de citron, et quarante-huit onces
d'eau acidulée. Lorsque l'opium est dissous, on
décante, on filtre et on évapore jusqu'à consistance
d'extrait.

Observations sur le procédé de la pharmacopée de Brunswick.

Nous n'adopterons point le procédé de la pharmacopée de Brunswick pour la préparation de
l'extrait d'opium, parce que les acides dénaturent
l'opium et lui font acquérir de nouvelles propriétés.
M. Baron rapporte dans la chimie de Lémery, que
Lemort a observé que le vinaigre rendait l'opium
astringent, comme nous l'avons déjà dit. L'acide
citrique que l'auteur prend pour préparer cet extrait,
peut produire le même effet sur l'opium que l'acide
acétique. L'eau acidulée que le même auteur prend
pour purifier l'opium, achève de détruire complétement la partie calmante, et cet extrait ne
peut point produire des effets notables dans les
maladies où l'on fait prendre l'opium. Cet auteur
aurait mieux fait de préparer cet extrait, en le faisant dissoudre dans l'eau froide, en filtrant la liqueur, et en l'évaporant à une chaleur lente dans
un vaisseau inaccessible à l'air.

____

(1) *Dispensatorium universale d. Christ. Frider. Reus,*
page 445.

§. V.

La pharmacopée de Fulde prépare cet extrait en prenant quatre onces d'opium brut bien sec, et le contusant dans un mortier de marbre. On y ajoute de l'eau froide, en triturant jusqu'à ce qu'elle soit bien colorée par la trituration ; laissez déposer, et ensuite décantez et triturez de nouveau avec d'autre eau, jusqu'à ce qu'elle en sorte incolore. Réunissez les teintures aqueuses, mettez-les dans un bain de vapeurs en faisant évaporer jusqu'à consistance d'extrait.

Observations sur le procédé de la pharmacopée de Fulde.

Ce procédé serait assez ingénieux, si l'auteur ne recommandait de triturer l'opium dans ce mortier de marbre avec de l'eau, pour l'épuiser. Par le mouvement de la trituration, on fait diviser une grande quantité de résine dans l'eau ; cette résine se mêle avec la partie extractive, et l'extrait qu'on obtient est très-impur, parce qu'il contient beaucoup de résine, et les médecins ne peuvent plus compter sur son efficacité.

§. V I.

La pharmacopée de Suède prépare cet extrait en faisant digérer six onces d'opium contusé dans huit onces d'eau jusqu'à ce que la liqueur soit colorée ; ensuite on passe en exprimant fortement l'étamine, et on fait évaporer jusqu'à consistance d'extrait ordinaire.

Observations sur le procédé de la pharmacopée de Suède.

Ce procédé serait un des plus exacts de tous ceux que nous avons décrits, si l'auteur ne recom-

mandait pas de faire digérer l'opium dans une si
petite quantité d'eau et de passer la liqueur en
exprimant , parce qu'en exprimant l'étamine on
fait passer une grande quantité de résine restée
sur le blanchet avec les autres substances hétérogènes , et toutes ces matières sont étrangères à
l'extrait , en sorte que le produit que l'on obtient
par l'évaporation est très-impur , comme nous
venons de le prouver par nos observations. Si
l'auteur avait fait macérer l'opium dans une plus
grande quantité d'eau ; et s'il eût pris soin de filtrer
cette solution , il aurait obtenu cet extrait plus
gommeux ; parce que huit onces d'eau ne suffisent
pas pour dissoudre la quantité d'extractif contenu
dans la quantité d'opium qu'il indique de prendre , et pour le débarrasser de toutes les substances
étrangères que cet extrait exotique contient.

Spielman prépare cet extrait en prenant de
l'opium thébaïque , il le fait dissoudre dans de
l'eau simple jusqu'à ce que l'eau ait acquis une
couleur apparente ; il décante les liqueurs , il
reverse de nouvelle eau sur le résidu pour enlever
la dernière portion d'extractif ; il réitère la même
opération pour épuiser l'opium , il réunit les teintures décantées , il les fait évaporer jusqu'à consistance requise. M. Pleuck a aussi donné un procédé pour préparer l'extrait d'opium , qui est à
peu près le même que celui que nous venons de
décrire. Voyez le dispensaire universel allemand ,
ouvrage écrit en langue latine.

Pidérit dit que le vin blanc et l'eau sont les
meilleurs liquides pour purifier l'opium de commerce. Il aurait dû dire , ce nous semble , que le
vin blanc est un liquide impropre pour préparer
l'extrait d'opium , parce que le vin fournit du tartre , et ce tartre altère et diminue la propriété
naturelle de ce bon extrait ; que le meilleur liquide
pour dissoudre l'extractif de l'opium , était l'eau

distillée. En indiquant ce dernier procédé , ce bon auteur ne se serait point exposé à la critique. Cet auteur prépare son extrait avec du vin blanc et de l'eau (1) , en faisant digérer l'opium dans ces deux liquides ; il passe la liqueur , il l'évapore jusqu'à consistance d'extrait.

Une foule de pharmacopées étrangères disent de préparer l'extrait d'opium par la fermentation. Nous avons déjà observé que la fermentation était nuisible et défectueuse , comme plusieurs modernes l'ont avancé sans en expliquer la raison. Quelques pharmacopées orientales font dissoudre l'opium dans du vin ou dans de l'alcohol , pour préparer cet extrait. Nous réfutons , et à juste titre , tous les procédés décrits dans toutes les pharmacopées et dispensaires pharmaceutiques de toute l'Europe , parce que ces procédés ne nous paraissent pas fondés sur les règles de l'art et sur les principes de la chimie moderne.

§. V I I.

M. Schéel dit dans son mémoire sur l'opium , lu à la société royale de Copenhague , que les Chinois préparent cet extrait , en prenant huit onces d'opium qu'ils mettent dans un petit poêlon de cuivre avec trois livres d'eau , et qu'ils placent sur un fourneau pour faire chauffer doucement jusqu'à ce que l'opium ait acquis la consistance pilulaire. Ensuite on étend cet opium de l'épaisseur de trois lignes sur le plateau interne du poêlon , en retournant le dedans en bas , on le met sur le feu en le retirant de temps en temps , pour voir si l'opium sèche uniformément ; ils continuent de le faire dessécher graduellement , jusqu'à ce que l'opium soit

---

(1) *Dispensatorium univers ale*, pag. 446.

presque carbonisé et qu'il soit devenu cassant,
comme un biscuit, ensuite on verse dessus deux livres
d'eau. Lorsque l'opium est bien dissous dans l'eau,
on filtre cette solution d'extractif, au travers d'un
papier brouillard doublé en quatre; cette liqueur
a une couleur d'une forte infusion de café; ensuite
on verse de l'eau chaude, sur le résidu, pour enlever les dernières portions d'extractif, on laisse déposer jusqu'à ce que la liqueur soit devenue claire,
on réunit les deux solutions d'extrait, on les met,
dans un poêlon, on les fait évaporer à feu vif jusqu'à consistance d'un miel épais; on retire alors
le vase de dessus le feu et on pétrit cet extrait
avec une spatule de bois, jusqu'à ce qu'il soit devenu,
aussi visqueux que de la glu.

Les Chinois connaissent au poids la quantité
d'extrait gommeux contenu dans l'opium qu'ils,
font torréfier pour le purifier. Les Chinois fument
des pilules de trois à quatre grains d'opium dans,
des pipes de cuivre qu'ils portent sur eux. Si,
l'opium leur produit fièvre, soif et céphalalgie, ils
jugent de la bonne ou mauvaise qualité, dit l'auteur, qui rapporte ce procédé dans son mémoire
qu'il a lu à la société de Copenhague, comme,
nous venons de le dire.

Observations sur l'extrait d'opium des Chinois.

M. Schéel commence par blâmer les anciens
auteurs qui préparent l'extrait d'opium en le faisant fermenter, parce que la fermentation, dit-il,
est nuisible, mais sans en expliquer la cause. Nous
louerons cet auteur étranger d'avoir fait cette
observation ; nous partagerons son opinion,
M. Schéel se contente de critiquer, Helmont,
Ettmuller, Cartheuser, et Langelot qui faisaient,
fermenter l'opium pour le débarrasser des substances étrangères ou pour l'adoucir, et dans la

croyance d'obtenir un extrait plus pur et plus calmant, Neuman le faisait fermenter pendant huit mois
pour préparer l'extrait. L'auteur de Copenhague,
avant de critiquer les meilleurs auteurs, aurait
dû plutôt examiner si le procédé qu'emploient les
Chinois est exact ou inexact. Avant de le mettre
au jour il aurait dû aussi mieux mûrir ses idées,
et les réflexions lui auraient fait connaître que le
procédé qu'il allait publier était plus fautif que
ceux des auteurs qu'il critique dans son mémoire.
1.º La torréfaction détruit complètement la partie
la plus précieuse de l'opium, et plus que la fermentation, parce que l'action de calorique le réduit
en oxide de carbone, la partie gommeuse est car-
bonisée, et l'extrait d'opium n'a plus ses propriétés
naturelles, il en a acquis de nouvelles, 2.º quand
l'extrait est en consistance du miel et qu'on l'agite
fortement avec une spatule de bois, on y interpose
de l'air, une partie de cet air s'y décompose, et
une partie de son oxigène se combine avec l'extractif qui ne s'est point altéré par la torrefac-
tion, et achève d'oxider la partie extractive pure.
3.º L'auteur reverse de l'eau chaude sur le résidu
pour le laver et enlever les dernières portions d'extractif. La première eau est suffisante pour dissoudre toute la partie extractive la plus soluble, la
seconde eau ne sert qu'à faire diviser la résine,
cette eau peut s'emparer de quelques substances
hétérogènes, et ces substances se mêlent avec
l'extractif et le rendent encore plus impur. 4.º L'auteur recommande de faire l'évaporation de cet
extrait à un feu vif, pour le faire rapprocher
jusqu'à consistance nécessaire; c'est encore le
moyen d'obtenir un extrait plus altéré : cependant cet auteur se dit médecin de la Cour royale
de Copenhague, et premier physicien de cette
ville capitale. Il aurait dû prévoir, comme bon
physicien et comme chimiste, que le procédé des

Chinois est très-imparfait. Il aurait dû aussi faire les observations que nous faisons, pour ne pas s'exposer à la critique, et nous aurions dit de cet auteur qu'il avait plus opéré que lu. Nous réfutons avec juste raison ce procédé comme les précédens, en disant que l'auteur danois ne possède que les premiers rudimens de la physique, de la chimie et de la pharmacie. On ne peut être bon physicien sans être chimiste, parce que ces deux sciences sont inséparables l'une de l'autre.

Les anciens cherchaient à priver l'opium de sa propriété constipante, en l'associant avec des absorbans, des diurétiques et des diaphorétiques (1): Ludovici, Yonc et Hecquet faisaient entrer dans leurs opiats, des acides végétaux et minéraux, pour leur enlever les qualités constipantes. D'autres, tels qu'Etmuller, Helmont, Glauber et Willis ont proposé les alcalis, pour adoucir l'opium et en corriger les mauvais effets; pour le dépouiller de sa partie vireuse et narcotique, enfin pour qu'il fût un calmant plus doux et moins irritant. En rendant hommage aux observations lumineuses de nos meilleurs auteurs, nous croyons pouvoir assurer, d'après nos expériences réitérées, qu'ils ne sont pas parvenus à priver entièrement l'opium de ses parties vireuses et narcotiques et à élever ce précieux médicament à toute la pureté dont il est susceptible.

Les colons Malais, de l'intérieur de Sumatrá, fument l'opium comme les Français fument le tabac; s'ils restaient un jour sans fumer l'opium, ils deviendraient malades, plus ils en fument plus ils sont vigoureux.

---

(1) Voyez le journal de pharmacie de l'année 1810, tome II, pag. 447 et 448.

§. VIII.

M. de Puymorin a conseillé à un auteur de préparer l'extrait d'opium, pour le priver des parties volatiles les plus capables d'altérer cet extrait, en épuisant l'opium par l'alcohol à dix-huit, à vingt degrés, à l'aide d'une chaleur lente, en enflammant la liqueur et l'agitant jusqu'à ce que tout le liquide soit évaporé, et on obtient par ce procédé un extrait auquel l'auteur a donné le nom d'extrait d'opium par la combustion. Cet extrait n'est point privé de la résine ni des autres substances hétérogènes que l'opium de commerce contient. Il est plus altéré encore que l'opium brut, parce que l'eau de vie en brûlant laisse dans le vase où se fait la combustion, son carbone à l'état d'oxide ; et cet oxide de carbone se combine avec l'extrait et en diminue les propriétés, comme nous nous en sommes convaincus par des expériences réitérées avec un grand soin. Nous sommes surpris que M. de Puymorin, qui a beaucoup de célébrité, ait indiqué à un auteur un semblable procédé qui, à notre avis, n'est point fondé sur les principes de la chimie ni de la pharmacie.

Les dispensaires russes prescrivent de préparer cet extrait en prenant l'opium brut coupé par petits morceaux, de le faire dissoudre dans une suffisante quantité d'eau ; on filtre et reverse de nouvelle eau sur le résidu pour obtenir une seconde teinture ; on continue de verser de l'eau commune sur le marc, jusqu'à ce que le résidu soit entièrement épuisé ; ensuite on réunit les teintures, on les fait évaporer à une chaleur lente jusqu'à consistance d'extrait ordinaire.

La pharmacopée de Pétersbourg prescrit plusieurs procédés pour purifier l'opium thébaïque de toutes ses impuretés. L'un de ces procédés consiste à faire digérer une partie d'opium brut dans trois parties d'eau commune, et une partie d'eau de vie : on filtre, on reverse de nouvelle eau commune et d'autre alcohol pour enlever les dernières portions d'extrait ; ensuite on réunit toutes les liqueurs, on les fait évaporer jusqu'à consistance d'extrait pilulaire.

Observations sur les procédés russes.

Nous combattrons courageusement les procédés moscovites sur la préparation de cet extrait, attendu qu'ils ne sont pas fondés sur les règles de la pharmacie ancienne et moderne. En épuisant l'opium par un liquide quelconque, on fait séparer une grande partie de résine, et cette résine se divise et se combine avec la partie extractive par l'action intime et réciproque qu'ont ces deux substances l'une sur l'autre ; ainsi l'extrait qu'on obtient en suivant les procédés russes est très-résineux. Si les auteurs des pharmacopées russes avaient recommandé de faire dissoudre l'opium dans l'eau ordinaire ou distillée sans épuiser cet extrait exotique, ils auraient obtenu un extrait gommeux qui aurait joui de toutes les qualités requises. Plusieurs Moscovites le préparent par des acides et par la fermentation. Tous ces procédés variés ne donnent qu'un extrait altéré, comme nous l'avons prouvé dans cet essai.

Les Polonais préparent l'opium comme les Français : les uns le purifient par l'eau et d'autres par le vin et l'alcohol, et par des acides. Leurs procédés sont variés comme les nôtres. Les Tartares le préparent comme les Russes ; quelques-uns suivent le procédé des Chinois.

Les Turcs préparent cet extrait comme les Chinois, pour l'usage de la médecine. Quelques-uns

emploient le procédé de la pharmacie de Brunswick. La préparation la plus usitée chez eux est
de le faire dissoudre dans une suffisante quantité
d'eau, et de l'épuiser jusqu'à ce que l'eau ne soit
plus colorée ; ensuite ils réunissent les liqueurs et
les font évaporer jusqu'à consistance nécessaire.
Les Grecs suivent les mêmes procédés. Les Turcs
et les Grecs prennent l'opium en pilules de deux,
trois, quatre, cinq grains : ils en font un grand
usage comme les Orientaux.

Les Américains suivent les procédés des Espagnols et des Portugais, tels que nous les avons
décrits dans cet ouvrage. Les Hollandais le préparent à peu près comme les Français, par plusieurs procédés : avec de l'eau, du vin, l'alcohol, etc., etc.

Les Italiens et les Napolitains le préparent
comme les Français, ainsi que les Savoyards et
les Piémontais. Dans le Mogol on le prépare
comme les Espagnols et les Portugais ; et quelques-uns suivent le procédé des Anglais, tel que
nous l'avons décrit.

CHAPITRE III.

Nous louerons M. Boudet, pharmacien de Paris
et rédacteur du bulletin de pharmacie, sur les
expériences ingénieuses que ce pharmacologiste
zélateur de la science a faites sur l'opium exotique
et sur l'opium retiré des capsules du *papaver
summiferum* de Linnæus, dans le royaume de
Naples, par MM. Savaresi et Saxe, et de l'opium
retiré de la même espèce de pavot des environs
de Paris, par M. Boudet. Il résulte des travaux de
ce savant auteur, que l'opium du royaume de
Naples ayant été envoyé aux rédacteurs du journal

de pharmacie de Paris, pour l'examiner et en faire l'analyse, M. Boudet fut chargé par la société d'en faire la décomposition. L'extrait d'opium du royaume de Naples a beaucoup d'analogie avec l'opium thébaïque. D'après les expériences faites avec fruit par M. Boudet, l'opium des environs de Paris ne lui a pas fourni les mêmes principes par l'analyse, que l'opium des environs de Naples. Ce dernier a fourni une matière cristalline que l'opium des environs de la capitale n'a point donnée. On a obtenu de l'opium napolitain une matière semblable à celle trouvée et indiquée par M. Derosne, comme particulière à l'opium (1). Cette matière lui a paru y exister en moindre quantité que dans l'opium exotique. Pour s'assurer si l'opium napolitain différait d'avec l'opium des environs de Paris, il a administré à un chien l'opium de Naples, ce qui l'a mis dans un état d'agitation semblable à celle occasionée par le poison ; tandis que l'opium de Paris ne lui a pas produit des effets notables, dit l'auteur. D'après ces expériences lumineuses et appuyées sur des principes solides, on pourrait cultiver dans les provinces méridionales de la France le *papaver summiferum* de Linnæus, pour en retirer l'opium, et pour remplacer avantageusement cet extrait exotique et précieux, dans les officines. Pour éclaircir et appuyer les expériences certaines de M. Boudet et les observations judicieuses de ce bon praticien, nous décrirons avec soin plusieurs expériences qui nous sont particulières, et que nous avons faites dans la Gascogne, aux environs de Nérac, département de Lot-et-Garonne, et qui nous ont conduits à de bons résultats. Le 15 juin 1815 nous avons fait des incisions à une infinité de capsules

---

(1) Bulletin de pharmacie de l'année 1810, tom. II, page 233.

du *papaver summiferum* avec la pointe d'un canif, pour en faire sortir l'opium qui y était contenu. La matière qui coulait était d'une couleur blanchâtre, tirant sur le gris. A mesure que coulait ce suc qui était poisseux, il prenait de la consistance par le contact de l'oxigène atmosphérique. Quand ce suc eut acquis assez de consistance, nous l'avons détaché des capsules avec un canif, et nous l'avons pesé exactement. Il s'en trouva cinq onces. Il avait la même couleur que l'opium exotique.

Nous l'avons fait dissoudre dans deux livres d'eau froide distillée. La solution de cet extrait était assez claire; nous l'avons filtrée et nous l'avons soumise à l'évaporation du bain-marie à une chaleur lente, jusqu'à consistance convenable; nous avons obtenu deux onces trente-un grains et demi d'extrait gommeux, nous en avons fait dissoudre un gros dans une once d'eau distillée. La solution était claire comme une solution d'extrait thébaïque purifié par les meilleurs procédés. Nous avons pris nous-même un grain de cet extrait dissous dans quatre onces d'eau de fontaine : avec demi once de sucre. Cette colature nous a procuré un doux sommeil, sans nous causer ni colique ni irritation ; tandis qu'un grain d'extrait thébaïque, que nous avions préparé nous-mêmes, nous a donné des irritations et un resserrement dans le cœur. D'après cette expérience, l'opium indigène serait plus doux que l'opium de commerce. Cet essai prouve d'une manière évidente que l'opium indigène ne contient point de principes vireux. Nous avons fait prendre à deux jeunes demoiselles atteintes de maladie de poitrine, un grain de notre extrait indigène, dans quatre onces d'eau sucrée, en guise de julep. Cette potion n'a point procuré de sommeil ni à l'une ni à l'autre ; elles ont passé la nuit dans un calme parfait sans sommeiller. Le

lendemain nous leur avons fait prendre une semblable dose d'extrait exotique bien préparé ; cet
extrait n'a pas produit d'effet plus notable que
l'autre extrait. Nous avons réitéré les mêmes expériences avec un grain de plus d'extrait sur les
mêmes malades. Les deux grains d'extrait indigène leur ont procuré un sommeil doux jusqu'à
cinq heures après minuit. Nous leur avons fait
prendre deux jours après autant d'extrait thébaïque ;
cet extrait a produit sur les deux malades le même
effet que notre extrait ; elles ont dormi deux heures
de plus.

La même année le 18 juin, nous avons fait
d'autres expériences dans le département, et dans
les sables des Landes, à deux lieues de pays
d'un village appelé Barbaste, dans un jardin d'une
maison de campagne appelée *le Marancin*. Nous
avons aussi fait des incisions à des capsules de
pavôts somnifères pour en retirer l'opium. Nous
avons obtenu de ce second essai trois onces
d'opium un peu plus foncé en couleur que le premier ; il avait à peu près la même odeur que
l'opium de Bengale. Nous l'avons fait dissoudre
dans une livre quatre onces d'eau pure froide,
nous avons filtré et nous avons fait évaporer au
baiu-marie à une chaleur modérée jusqu'à consistance requise. Nous avons obtenu quatre gros
d'extrait bien gommeux, et nous avons fait avec cet
extrait plusieurs expériences intéressantes sur des
animaux. Le 30 juin, même année, à neuf heures
du matin, nous avons fait avaler à un chien de
chasse, deux grains de cet extrait dans deux onces
d'eau pure avec demie-once de sucre. Au bout
d'une heure, le chien s'est couché, il était presque comme mort, il était dans un sommeil profond comme léthargique ; il est resté dans cet état
pendant sept heures cinq minutes et quelques se-
condes. Quand ce chien s'est éveillé, il a caressé

son maître ; on lui a donné à manger, il a mangé comme à l'ordinaire. Le lendemain, nous avons fait prendre au même chien une semblable dose d'extrait d'opium thébaïque, préparé d'après le procédé du *codex parisiensis*. Au bout d'une heure ce chien faisait des mouvemens qui annonçaient le symptôme de la mort, cet opium lui a donné des irritations semblables à celle du poison. Il résulte clairement, d'après ces expériences, que l'opium des Landes, est un calmant plus doux que l'opium exotique, et qu'il est privé des principes vireux. Il serait à désirer pour le bien de la société que le gouvernement prît des mesures pour faire cultiver le pavot sommifère dans les Landes, pour en extraire ou obtenir l'opium, afin de remplacer celui qui nous vient de l'étranger, qui ne nous envoie que le méconium. Les sables des Landes ne produisent que des bruyères dont les propriétaires se servent pour faire la litière des chevaux, des bœufs et de tous les bestiaux qu'on élève dans les Landes ; la culture des pavots serait un nouveau bien plus lucratif pour les propriétaires et pour tous les habitans des Landes, qui pourraient s'occuper avec succès de cette nouvelle branche d'industrie.

Le résidu de la dernière expérience dont nous avons obtenu les quatre gros d'extrait, nous l'avons mis dans un petit matras, nous avons versé par dessus de l'acohol à trente six degrés, nous avons bouché le vase et nous avons laissé digérer le tout pendant quatre jours. Alors nous avons décanté cette liqueur, nous l'avons filtrée, nous avons pesé exactement le filtre, et nous avons fait sécher le marc ; quand il a été sec nous l'avons détaché du papier et nous l'avons pesé : il s'en est trouvé onze grains ; nous l'avons remis dans le matras, nous avons versé de nouvel alcohol pour épuiser l'opium jusqu'à ce que le résidu ne colorât plus l'alcohol. Nous avons filtré de nouveau, et nous avons pesé cet autre filtre; puis nous avons remis toutes les liqueurs pour n'en faire qu'une, et nous avons mis le liquide à l'évaporation dans une capsule de verre placée sur un bain de sable; nous l'avons recouvert d'une gaze, pour que les cendres qu'on fait voltiger en soufflant le feu n'allassent pas se déposer à la surface de la liqueur; nous l'avons fait ainsi évaporer à une chaleur des plus modérées, et nous avons obtenu un gros et demi de résine, d'opium. Nous avons examiné la matière insoluble, nous avons reconnu que cette matière était analogue à celle contenue dans l'opium thébaïque, de nature glutineuse et particulière. Nous avons fait dissoudre dans une suffisante quantité d'eau distillée, l'extrait d'opium des Landes, nous avons filtré cette solution d'extrait au travers d'un filtre de papier joseph, nous avons pris la moitié de la solution nous y avons versé de l'oxalate d'ammoniaque en liqueur; il s'est précipité à l'instant de l'oxalate de chaux. Dans le quart de l'autre partie de solution, nous avons versé un peu de solution de muriate de barite que nous avons pesé d'avance; il s'est précipité à l'instant de sulfate de barite. L'autre quart de solution, nous l'avons fait évaporer pour cristalliser dans un vase convenable et inattaquable, par les principes qui constituent l'opium. Nous avons déposé ce vase dans un lieu frais, ensuite nous avons filtré les liqueurs qui contenaient les précipités, nous avons pesé à chaque opération les filtres des papier gris, nous avons tenu compte exact de tout ce que nous avons employé pour faire nos expériences, nous avons fait sécher dans une étuve les précipités restés sur les filtres. Quand ils ont été secs, nous les avons détachés du papier, nous avons pesé celui de la première précipitation, nous en avons obtenu dix-huit grains et demi. Celui-ci était d'oxalate de chaux ; quant au second, il s'en est trouvé vingt-cinq grains, qui étaient de sulfate de barite. Ensuite nous avons examiné la liqueur que nous avions mise à cristalliser. Nous avons décanté ce liquide, et nous avons aperçu au fond du vase une cristillation en aiguilles ; ses cristaux étaient d'une couleur grisatre. Nous avons détaché avec soin cette petite cristallisation, nous l'avons fait sécher à une douce chaleur à l'obscurité ; nous avons fait rapprocher de nouveau la liqueur pour la remettre à cristalliser, nous avons mis ce liquide dans le même vase et déposé dans le même lieu que le premier. Au bout de quatre jours, nous avons décanté la liqueur qui était dans la capsule, nous avons trouvé une seconde cristallisation. Nous avons fait rapprocher une troisième fois la même liqueur pour en obtenir de nouveaux cristaux : la liqueur a refusé de donner d'autre sel essentiel. Nous avons pesé tous les produits des cristaux, il s'en est trouvé trente-sept grains ; nous en avons fait dissoudre six grains dans un peu d'eau distillée, nous l'avons filtrée, nous avons mêlé cette liqueur avec un peu de teinture de tournesol ; elle a rougi à l'instant. Nous avons mis un grain de ce sel sur le bout de la langue, cet acide nous a produit un resserrement, un picotement bien sensible d'un goût aigrelet. Nous avons fait prendre deux grains de cet acide ou sel essentiel à un chien, ce qui l'a fait dormir pendant six heures. Il paraît d'après cette expérience qu'on devrait attribuer la propriété calmante de l'opium à ce sel. Nous avons fait une seconde expérience avec les autres parties séparées de l'opium chacune en particulier ; ces substances n'ont point fait dormir les chiens qui en ont pris. Nous avons réuni tous les produits séparés, à l'exception du sel essentiel ; ces mélanges donnés à plusieurs chiens, n'ont pas produit des effets notables. Nous avons mêlé quatre grains de notre acide avec la même quantité des autres produits qui avaient été administrés. Ce dernier mélange a causé à un autre gros chien un sommeil léthargique dont il mourut ; ce qui prouve jusqu'à l'évidence que nous devons attribuer la vertu calmante de l'opium à cet acide trouvé par Proust dans l'opium. Il résulte donc, d'après ces expériences comparatives, que l'on doit attribuer la vertu calmante de l'opium à ce sel que nous appellerons *acide opique*, comme l'a nommé le dernier auteur que nous venons de citer. Que faut-il de plus convaincant pour prouver de plus en plus à tous les médecins, pharmaciens, chimistes, naturalistes et généralement à toutes les nations de la terre, que c'est cet acide qui a la propriété de calmer ! Nous avons été heureux dans nos entreprises, nos recherches n'ont point été infructueuses, puisque nous avons toujours obtenu des succès couronnés.

Nous avons fait l'analyse de l'opium thébaïque, nous y avons trouvé à peu-près les mêmes principes que dans l'opium indigène dans des proportions différentes. Il résulte aussi, d'après les différens essais que nous avons faits, que l'opium que nous avons retiré des pavots des Landes est plus calmant que celui que nous avons retiré des pavots des environs de Nérac, département de Lot-et-Garonne. Les sables des Landes doivent y contribuer pour quelque chose.

Nous allons décrire le résumé de l'extrait d'opium des Landes, cet opium contient par livre les principes suivans.

Résumé de l'analyse de l'opium des Landes.

1.º Extractif pur, ... 4 onces.
2.º Résine grisâtre, ... 5 onc.
3.º Sulfate de chaux, ... 2 onces 2 gros.
4.º Sulfate de potasse, ... 1 onc.
5.º Acide opique, ... »   3 gros.
6.º Matière glutineuse et particulière, 2 onces 3 gros.
Perte , ... 1 once.

Total, 16 onces.

Résumé de l'analyse de l'opium thébaïque.

1.º Extractif pur , ... 5 onces.
2.º Résine , ... 5 onc. 4 gros.
3.º Sulfate de chaux , ... 1 onc. 1 gr.
4.º Acide opique , ... »   5 gr.
5.º Matière glutineuse et particulière, 1 onc. 4 gr.
7.º Sulfate de potasse , ... »   6 gr.
Perte , ... 1 onc. 4 gr.

Total, 16 onces.

Il résulte d'après cette analyse que l'opium que nous avons retiré des pavots des Landes , est composé des mêmes principes que l'opium thébaïque ; que les principes détaillés qui les constituent ne diffèrent dans l'un et dans l'autre que par les proportions de ces principes , et qu'il faut un quart de plus d'opium indigène pour produire les mêmes effets notables que l'opium exotique. Il serait facile d'avoir de bon opium dans l'intérieur de la France. Au lieu d'un grain on donnerait un quart de grain de plus , et nous aurions un opium qui serait privé des principes vireux. On nous objectera que nous aurions mieux fait de faire nos analyses par la distillation à la cornue.

Nous répondrons nettement que toutes les substances végétales fournissent presque tous les mêmes produits à la cornue, et que ces analyses sont fautives, au lieu qu'en les faisant par les réactifs; et en examinant tous les produits obtenus séparément, on peut mieux juger des principes qui constituent les corps composés. La distillation décompose beaucoup de principes, et ces principes réagissent les uns sur les autres, et forment de nouveaux composés d'une nature différente de ce qu'ils étaient avant que ces corps fussent soumis à l'analyse par la cornue. Il y a toujours formation d'huile qui passe dans le ballon qu'on adapte à la cornue. Les substances animales soumises à l'analyse, à la cornue, fournissent toutes les mêmes produits, cette observation est incontestable. Les anciens faisaient presque toutes les analyses des végétaux et des substances animales par la cornue; aussi obtenaient-ils souvent les mêmes produits. Cette méthode est encore suivie par les pharmaciens peu habiles dans la science; ceux qui les font de cette manière ont encore besoin d'étudier la nature, pour acquérir des connaissances plus profondes dans cette partie, et pour ne point finir par se jeter dans un abîme en travaillant sur la pharmacie. On ne peut répandre des lumières dans ses travaux ou dans ses écrits, si on ne possède pas les connaissances primitives, ni agrandir la science pour lui faire faire des progrès plus accélérés. Si tous les chimistes eussent fait les analyses comme nous venons de l'exposer, ils auraient obtenu des produits réels, au lieu qu'ils annoncent y avoir trouvé des substances qui ne peuvent point y exister, parce que par la distillation à la cornue, il s'y forme des décompositions et des recompostions, comme nous l'avons déjà prouvé par nos observations fondées sur des bases solides; aussi, dirons-nous qu'une foule d'analyses faites même par les plus habiles chimistes du siècle sont fausses, et que ces analyses sont encore à recommencer. Au lieu d'avoir éclairé la science, ils l'ont obscurcie par la confusion qu'ils ont mise dans leurs ouvrages. Nous trouverions aussi beaucoup de choses à réfuter, si nous voulions faire l'analyse de la chimie de M. Thénard, quoiqu'il soit l'un des plus éclairés des chimistes du siècle. Nous prouverons un jour qu'une infinité de choses décrites dans sa chimie sont exagérées ; parce que cet excellent auteur a fait beaucoup d'analyses végétales et animales à la cornue. Nous oserons le dire en le prouvant, et nous espérons que nos observations donneront lieu d'éclairer beaucoup de choses classées dans sa chimie. Nous développerons des nouvelles théories en faisant quelques classifications méthodiques sur les corps simples et composés, lesquelles répandront un peu de lumière dans la chimie, et feront évanouir les fausses théories décrites dans nos meilleurs auteurs, tant anciens que modernes (1).

§. I.

M. Dubuc, pharmacien à Rouen, a avancé que l'odeur de l'opium lui provenait des feuilles des plantes dont les molécules étaient interposées ; nous soutiendrons à ce bon pharmacien le contraire sur l'opium indigène que nous avons retiré du pavot sommifère que nous n'avons pas enveloppé de feuilles de la même plante ni des autres végétaux. Cet opium avait presque la même odeur que l'opium thébaïque, puisqu'il nous a fourni par

---

(1) Nous avons déjà commencé à faire l'analyse de la chimie de M. Thénard. Notre intention est de la commenter, pour prouver à tous les chimistes de l'Europe que les analyses qui ont été faites par cet inestimable auteur sont presque toutes inexactes.

l'analyse

l'analyse les mêmes principes que l'opium exotique ; cet auteur à eu tort d'avancer que l'odeur lui
provenait des feuilles, ce n'est qu'une idée hypo-
thétique mal-fondée, que l'imagination lui a
fournie sans réflexion. M. Derosne est celui qui est
le mieux parvenu à nous donner l'analyse la plus
exacte de l'opium. Il y a trouvé de l'extractif proprement dit avec une petite quantité de résine et
une substance particulière qu'il a nommée *sel
essentiel* combiné avec du sulfate de chaux (1) et
de potasse ; il y a trouvé de plus une matière végétale qu'il présume être de l'extractif oxigéné.
Ce pharmacien n'a donc pas fait l'analyse exacte
de l'opium, puisqu'il présume que c'est de l'extractif oxigène. D'après ce raisonnement, son analyse est douteuse, et nous la regardons comme
telle, puisque nous n'avons pas obtenu les mêmes
pirncipes et dans la même proportion. En fait de
science on ne doit jamais soupçonner, il faut être
sûr que c'est une telle substance avant de le tracer
et de l'avancer. Nous dirons que cette substance
est une matière particulière et de nature glutineuse,
puisque nous l'avons obtenue séparément, et nous
l'avons bien examinée, puisque nous la décrivons
exactement dans le tableau que nous avons fait
des principes.

M. *Proust* a trouvé avant M. *Derosne* un acide
particulier dans l'opium, qu'il a nommé *acide opique*. Néanmoins ces deux chimistes célèbres ne
sont point parvenus, malgré leurs recherches, à
nous donner une analyse exacte de l'opium comme
nous l'avons prouvé.

Nous trouvons dans le commerce deux sortes
d'opium ; la première sorte se retire par incision

______

(1) Nouveau dictionnaire général des drogues simples,
par Simon Morelot, tom. II, pag. 131.

5

des têtes de pavot blanc , *pavaver summiferum* de la polyandrie monogynie de Linnæus. Cette qualité d'opium est la plus recherchée dans le commerce ; il est en petites larmes blanches , un peu jaunâtre. Les orientaux , qui font un grand usage de l'opium , le font torréfier légèrement ; ils le mâchent comme les Européens mâchent le tabac. Cette qualité d'opium est la plus rare dans le commerce , à cause du grand usage personnel qu'en font les orientaux. Nous dirons qu'en faisant torréfier l'opium , on fait altérer la partie la plus pure de cet extrait comme nous l'avons observé plusieurs fois dans notre essai. On n'obtient presque que de l'oxide de carbone , et il perd toute sa vertu. Ce qui nous le prouve , c'est le grand usage que les orientaux en font ; car s'ils mâchaient de l'opium qui n'est point torréfié , ils en éprouveraient souvent des accidens. Nous pensons que leur structure et leurs organes sont les mêmes que les nôtres ; mais on peut nous répondre à cette objection , que par un grand usage , en augmentant graduellement la dose , on parvient à en pouvoir prendre de grandes doses à la fois. Quoi qu'en disent quelques écrivains , ils ont exagéré dans leurs ouvrages. Nous avons fait prendre intérieurement en 1810 deux gros d'opium torréfié à la fois , à la femme d'un maçon de Carcassonne nommé Pouquet , laquelle était atteinte d'un cancer à la matrice. Ces deux gros d'opium torréfié ne calmaient point une vive douleur qu'elle ressentait intérieurement ; tandis que six grains d'opium préparé par le procédé ordinaire , lui calmaient dans l'espace de quinze minutes sa vive douleur. Dix grains d'opium brut ne la calmaient point , ce qui vient à l'appui de nos observations sur l'opium torréfié.

La seconde qualité d'opium que nous trouvons dans le commerce , se retire par décoction des

feuilles, des tiges et des têtes du pavot sommifère,
qui croît en plusieurs lieux du Levant , comme
le dit Morelot, tels que dans l'Abissinie, à Thèbes,
au Bengale , dans l'Egypte et en Turquie (voyez
son ouvrage des drogues , de Lemery , à l'article
de l'opium). Les orientaux passent la décóction
des pavots au travers des linges , ils la laissent
déposer ; ensuite ils la décantent , ils la font évaporer jusqu'à consistance d'extrait , ils en forment
des pains orbiculaires d'une ou deux livres ; ils
enveloppent ces pains d'opium avec des feuilles
de la même plante , quelquefois avec des feuilles
d'autres plantes sommifères , enfin ils font sécher
ces pains à une douce chaleur. Les orientaux ne
prennent pas les précautions nécessaires en préparant cet extrait , ils y laissent les feuilles brisées ,
et les semences de la même plante pour en aug-
menter le poids ; cette qualité d'opium est d'une
couleur plus brune que la première sorte , il a une
odeur plus vireuse et une saveur plus amère et
plus âcre. Il ne peut être employé en médecine
sans être purifié et débarrassé de toutes les substances hétérogènes qu'il contient.

§. I I.

Boile a observé avec plusieurs praticiens, que
les malades se trouvaient soulagés et délivrés des
violentes douleurs qu'ils éprouvaient, par l'usage
interne de l'opium, joint à des onguens et des em-
plâtres , appliqués extérieurement. L'opium doit
être administré avec beaucoup de prudence et de
circonspection dans toutes les maladies où l'on en
fait usage, qu'elles soient internes ou externes ; il
rend les parties livides, comme l'observent les médecins et les chirurgiens ; il supprime les urines
et les selles ; il excite les sueurs froides et rend la
respiration petite et plus difficile. Il produit le dé-

lire et des démangeaisons , si on en prend une
trop grande dose. La dose est depuis un demi-grain
jusqu'à un grain (1). L'opium purifié épaissit aussi
les humeurs ; il excite le sommeil , et calme les
douleurs , il arrête le cours de ventre , le vomis-
sement , le *cholera - morbus* , les hémorragies ,
le hoquet. On le prend pour provoquer la sueur ,
pour les maladies des yeux et des dents.

Pour que l'opium soit de bonne qualité , il doit
se dissoudre facilement dans l'eau ; son intérieur
doit être luisant. L'opium qu'on prépare dans les
officines s'appelle *laudanum*.

§. I I I.

M. Pesche , pharmacien à la Ferté - Bernard ,
prépare cet extrait à froid , dans une assez grande
quantité d'eau ; il passe la solution à travers une
étoffe de laine , il fait évaporer le liquide à moitié ;
il passe de nouveau , il la fait évaporer à la consistance pilulaire , pour traiter cet extrait par
l'alcohol. Ensuite il verse dans la solution alcoholique de l'eau distillée , il agite ce mélange , la
résine , dit cet auteur , se précipite , il filtre cette
liqueur , la résine reste sur le filtre ; il fait évaporer de nouveau jusqu'à consistance pilulaire , et
il le fait dessécher dans des assiettes à une chaleur
convenable.

Observation sur le procédé de M. Pesche.

Si l'auteur ne prescrivait pas de traiter l'extrait
par l'alcohol , pour lui enlever la résine , et de
précipiter la teinture par l'eau distillée , de filtrer

---

(1) Voyez le dictionnaire botanique et pharmaceutique,
par une société de médecins , de pharmaciens et de
naturalistes, tom. II, pag. 457.

et.recommencer l'évaporation , il aurait obtenu
un extrait gommeux au lieu d'un extrait résineux.
Quand on y ajoute l'eau distillée , la résine que
l'alcohol contient se précipite , et une partie de
cette résine se combine avec l'extractif, par l'action intime qu'ont les deux substances l'une sur
l'autre. Quoique M. Pesche filtre la liqueur , cet
auteur aurait mieux fait de faire digérer l'alcohol
sur l'extrait pendant quelques heures ; il aurait
obtenu un extrait plus pur. Nous observerons encore que quand la résine est séparée d'avec l'extractif , et qu'elle se trouve en contact avec cette
dernière substance , ces deux produits se réunissent dans leurs proportions convenables , l'extrait repasse dans le même état qu'il était avant
d'être purifié , et c'est à tort que l'auteur croit
obtenir un extrait dans toute sa perfection. Ce phé-
nomène s'opère comme quand un acide se trouve
en contact avec un alcali, ils s'unissent avec beaucoup de véhémence, et ne forment plus qu'un
seul corps homogène. Le procédé de M. Pesche
est fautif d'après nos observations ; nous ferons
remarquer encore que par les filtrations et les
évaporations réitérées , l'extrait s'altère par la
décomposition de l'air qui frappe à la surface du
liquide; une partie de son oxigène se combine
avec l'extractif, et forme un oxide de carbone qui
colore davantage l'extrait, et il se trouve privé de
la partie la plus pure , parce que l'extractif a une
grande tendance pour l'oxigène , puisque cette
partie extractive l'enlève aux oxides métalliques.
L'auteur dit de faire dessécher l'extrait dans des
assiettes ; c'est encore le moyen de faire altérer plus cet extrait, parce que le liquide présente
plus de surface, la décomposition s'opère encore
plus facilement , l'oxigène atmosphérique pé-
nètre à l'instant le liquide, et l'action du calorique dans les assiettes accélère plus promptement

cette altération (1). Ce procédé paraît exact aux modernes. Nous demandons à tous les nouveaux auteurs, principalement aux rédacteurs du bulletin de pharmacie, si on peut considérer un oxide de carbone comme un bon extrait. Nous blâmons à juste titre cet auteur, vu la fausseté de son procédé peu exact.

§. I V.

Nous avons fini de décrire tous les procédés des Français sur la préparation de l'opium pour l'usage de la médecine, ainsi que ceux de toutes les autres nations de l'Europe, de l'Asie et d'une partie de l'Amérique. Nous avons prouvé par nos observations que tous les procédés connus pour purifier l'opium de toutes les substances hétérogènes, sont fautifs et inexacts, parce que tous les procédés que nous rapportons dans cet essai ne donnent pas un extrait privé de sa résine et des principes vireux. Notre procédé, que nous allons décrire, est le plus simple et le plus naturel de tous ceux qu'on a publiés jusqu'à ce jour dans tous les ouvrages ; il donne un extrait entièrement dépouillé de sa résine et de tous les principes vireux, comme pourront s'en convaincre ceux qui prépareront l'extrait d'opium par notre méthode.

PROCÉDÉ.

Prenez une partie d'opium brut de bonne qualité, râpez-le ; s'il est humide, raclez-le ; mettez-le dans un matras, et versez-y par-dessus dix parties d'eau distillée ; bouchez bien le vase ; déposez-le dans un lieu frais pendant trois jours ; au

____

(1) Bulletin de pharmacie de l'année 1810, tom. II, pag. 223.

bout de ce temps , décantez la liqueur , filtrez-la sur un papier joseph , mettez-la dans le bain-marie d'argent de l'alambic que nous avons décrit au commencement de cet ouvrage. Quand vous aurez monté votre alambic , vous le placerez sur un fourneau , vous mettrez de l'eau dans la cucurbite , et vous ferez plonger le tuyau du chapiteau dans un récipient qui contienne de l'eau , pour que l'air n'entre pas dans le bain-marie ; faites évaporer la liqueur à petit feu ; quand elle sera évaporée au deux tiers environ , refiltrez , et vous continuerez l'évaporation jusqu'à consistance de miel ; démontez votre alambic , tirez l'extrait , mettez-le dans une petite cucurbite d'étain ou d'argent , versez-y par-dessus de l'éther sulfurique rectifié , jusqu'à la hauteur de deux travers de doigt ; fermez ladite cucurbite de son couvercle , lutez la jointure avec des morceaux de linge ou de papier et de la colle de froment , pour que l'éther ne puisse point se dissiper ; laissez macérer pendant six heures ; ensuite décantez la liqueur et versez de l'eau distillée froide ; fermez la cucurbite , laissez macérer jusqu'à ce que l'extrait soit dissous dans l'eau ; ensuite prenez un vase de fer blanc de la forme d'un pain de sucre qui ait tout autour de petits crochets pour y attacher une petite chausse de flanelle ; mettez ce vase dans une boîte de fer blanc qui ait un couvercle fermant hermétiquement , et que le fond de cette boîte de fer blanc soit fait d'une forme convenable à recevoir la liqueur qui filtrera ; quand vous aurez arrangé votre vase comme nous venons de le dire , mettez un filtre de papier joseph qui entre dans la petite chausse , versez la solution d'extrait aqueuse sur ce filtre , fermez cette boîte de son couvercle. Quand vous connaîtrez que la liqueur aura fini de filtrer , mettez la solution d'extrait dans la cucurbite d'argent , montez de nouveau votre alambic , faites évaporer à une chaleur modérée , et faites plonger le tuyau du chapiteau dans l'eau pour que l'air ne puisse point pénétrer dans l'intérieur du vaisseau. Quand votre extrait sera à la consistance de miel , vous répéterez la même opération avec l'éther sulfurique le plus rectifié, pour achever de dépouiller l'opium de sa résine nuisible , faites le dissoudre dans d'autre eau distillée , remettez votre liqueur dans le même alambic , faites rapprocher l'extrait jusqu'à consistance pilulaire. Vous le conserverez dans un flacon de cristal dont le bouchon soit aussi de cristal ; il faut que l'ouverture de ce flacon ait un pouce de diamètre , pour qu'on puisse y faire entrer une spatule pour tirer l'extrait quand on voudra s'en servir pour l'usage médical. Les flacons dont nous disons de se servir pour conserver cet extrait , doivent être d'une épaisseur convenable pour résister au mouvement quand on y tourne une spatule pour en sortir l'extrait. Par ce moyen qui est simple , nous conservons tous les extraits qui sont d'usage dans la pharmacie , sans qu'ils attirent l'humidité de l'air et sans qu'ils se détériorent. C'est une des meilleures inventions qu'on puisse faire en pharmacie pour conserver les extraits ; ils restent dans le même état tels qu'on les met dans ces sortes de vases ; nous conseillons à tous les pharmaciens du royaume et aux pharmaciens des autres nations de conserver les extraits , les électuaires , les conserves et les pilules dans des flacons de cristal , bouchés avec un bouchon de même matière. Ces espèces de bocaux se font ordinairement en verres grossiers qui peuvent résister à tout aussi bien que les pots de faïance. Il nous est arrivé souvent de laisser tomber à terre de ces flacons sans s'être cassés , tandis que les pots se cassent tous quand on les fait tomber à terre, ce qui prouve que les vases que nous proposons seront d'une grande utilité ; pour avoir dans toutes les saisons de l'année dans les officines, des médicamens plus parfaits ; et les médecins pourront mieux compter sur l'efficacité de ces sortes de médicamens officinaux.

M. Deschamps jeune , pharmacien distingué de la ville de Lyon , a proposé il y a quelques années , dans un savant mémoire qu'il a publié dans le bulletin de pharmacie , de conserver tous les extraits en y mettant à leur surface une couche de poudre de licopodium , pour que les extraits ne se trouvent point en contact avec l'oxigène atmosphérique , et qu'ils n'attirent point l'humidité de l'air qui y produit de grands changemens , d'après les observations de nos meilleurs chimistes. Quand l'extrait a absorbé la première couche de licopode , on y en remet une seconde ; celle-ci n'est point absorbée, selon l'auteur.

Les extraits conservés de cette manière ne sont pas purs, puisqu'on y apporte une substance qui ne doit point se trouver dans les extraits , car le licopode n'est pas sans vertus. Alors la proposition et l'observation de M. Deschamps devient inutile pour conserver les extraits selon sa méthode , d'après l'observation palpable que nous faisons. Si les pharmaciens adoptaient ce que nous conseillons, on ne se servirait de pots dans la pharmacie que pour conserver les onguens.

Nous recommandons , quand l'extrait est en consistance du miel , de le faire digérer dans de l'éther sulfurique pour lui enlever la résine qu'il pourrait encore contenir , de faire dissoudre l'extrait dans de l'eau distillée dans un vase fermé , et de la filtrer aussi dans un vase inaccessible à l'air; parce que si l'air atmosphérique y pénétrait , il s'y décomposerait , et son oxigène se combinerait avec l'extractif qui est la partie la plus pure de l'opium , et fournirait un oxide de carbone qui se précipiterait et noircirait l'extrait , et il se trouverait privé de la partie la plus précieuse et qui domine le plus dans cet extrait quand il est bien préparé. Pour la boîte où nous disons de mettre le filtre pour purifier la solution d'extrait , on peut également la faire construire en étain. La première pièce est une cucurbite de fer blanc ou d'étain qui est destinée à recevoir la liqueur de la filtration. Cette pièce doit avoir 9 pouces de diamètre sur 15 de profondeur. La seconde pièce est une espèce de bain-marie , fait de la forme d'un pain de sucre ; le fond de cette seconde pièce doit être percé de petits trous. Celle-ci est destinée pour mettre une étoffe de laine avec un filtre de papier pour mettre la liqueur à filtrer ; cette seconde pièce doit être recouverte d'une troisième pièce faite à vis , et fermant hermétiquement , pour que l'air ne puisse pas pénétrer dans ce vaisseau et que l'extrait ne s'altère pas. Nous conseillons de faire faire ce vase pour la filtration, afin que notre procédé soit unique et qu'on ne puissse pas le contester ; car il est fondé sur les vrais principes de la pharmacie et de la chimie moderne.

Notre extrait est le plus pur et le plus précieux qu'on ait encore fait. Nous engageons les médecins expérimentés à en ordonner l'usage aux malades qui auront besoin de ce médicament. Nous invitons aussi les pharmaciens à en préparer d'après notre procédé , et en avoir toujours dans les officines. Cet extrait se dissout facilement dans l'eau sans en troubler la transparence. Nous le répétons encore , les médecins qui prescriront l'usage de cet extrait , trouveront qu'il diffère beaucoup de celui fait par une longue digestion, et de celui de MM. Josse , Parmentier , et généralement de tous les autres procédés décrits dans tous les ouvrages français et étrangers. Par les résultats

heureux qu'ils en obtiendront, ils seront convaincus de son efficacité.

Le vase où se fait la macération de l'opium
doit être déposé dans un endroit frais, pour em-
pêcher que la résine ne se divise dans l'eau. On
sent bien que si l'on mettait le vase dans une température un peu élevée, au soleil par exemple,
l'action du calorique ferait séparer un peu de résine qui se dissoudrait ou se mêlerait avec l'extrait ;
au lieu qu'en prenant cette précaution, l'eau ne
touche point à la résine, il n'y a que la partie la
plus soluble qui se dissout dans l'eau, et le liquide
reste transparent comme s'il était filtré. Les mé-
décins et les pharmaciens les plus éclairés ne
pourront contester la justesse de nos observations
sur cet extrait.

Nous disons aussi de refiltrer la liqueur lorsqu'elle est évaporée aux deux tiers, parce qu'il
arrive quelquefois qu'elle se trouble par l'évaporation, et les matières qui se précipitent reste-
raient mêlées avec l'extrait, et en diminueraient
un peu les propriétés. Si l'intérieur du vaisseau
ne contient point d'air, la liqueur ne se trouble
point par une évaporation lente ; mais il vaut
toujours mieux la refiltrer pour la dépurer davantage, et l'extrait en est plus pur.

Il est inutile que nous exposions les vertus et
que nous indiquions l'usage de cet extrait. Nous
renvoyons le lecteur à la matière médicale de Des-
bois-Derochefort, qui traite de l'opium beaucoup
plus au long que nous n'avons fait dans cet essai.

Nous ne terminerons point cet ouvrage sans faire
mention de l'excellente traduction que M. Brion,
médecin de Lyon, vient de donner de l'opuscule
de l'italien Joseph Pasta, sur la vertu de l'opium
dans les maladies syphilitiques. Les réflexions judicieuses, toutes fondées sur de savantes observations dont ce docteur a accompagné son ouvrage,

sont bien faites pour répandre une nouvelle lumière sur les vertus et sur l'usage éclairé de ce précieux médicament, et seront regardées comme un important service rendu à la science médicale, et à tous les praticiens qui se dévouent au soulagement de l'humanité souffrante.

On nous objectera peut - être que nous ne possédons pas le style du siècle et que nous ne savons pas écrire. On blâmera la manière dont nous nous exprimons en contrariant tous les auteurs qui ont travaillé sur l'opium, et l'on dira que nous aurions pu adoucir et modérer notre critique et éviter tant de répétitions. Nous répondrons cathégoriquement aux personnes qui nous feront cette observation, que quoique nous nous servions souvent de certains mots dans beaucoup de phrases pour les lier à notre manière, nous aurions pu les simplifier pour rendre notre ouvrage plus agréable au lecteur, et que nous aurions pu aussi éviter le ton de pédagogue. Nous ferons remarquer à ces personnes, sur des principes évidens et constans, que c'est notre manière naturelle d'écrire, et que les répétitions que nous faisons sont indispensables à cause de tant de procédés variés que nous décrivons dans cet essai, et dont la plus grande partie ont beaucoup d'analogie entr'eux. Nous connaissons nos défauts, et nous savons que les ouvrages qui sont écrits dans un style fleuri sont ceux qui plaisent, qui conviennent le mieux, et qui satisfont le plus le lecteur. Mais sans parler du style, nous prions nos lecteurs de considérer que, si quelques auteurs ne s'élevaient pas pour éclaircir les choses et relever les fautes grossières qui se sont glissées par inadvertance dans nos meilleurs écrivains, nous serions toujours plongés dans l'obscurité ; et la pharmacie, au lieu de faire un pas de géant, ferait un pas rétrograde. Si les auteurs avaient observé sur des

règles

règles invariables et dit la vérité dans leurs écrits, la pharmacie serait plus avancée, et les médecins pourraient mieux compter sur la vertu des médicamens, et soulager plus efficacement les malades. Quoi de plus capable d'encourager à faire des découvertes nouvelles, que de penser que notre bon Roi récompensera abondamment ceux qui s'occuperont avec succès des arts et des sciences, et qui, par leurs travaux infatigables, leur feront faire des progrès accélérés.

Noms des auteurs cités dans cet essai.

Accarie.	Fourcroy.
Baron.	Geoffroy.
Baumé.	Glauber.
Bertholet.	Helmont.
Boyle.	Huquet.
Boudet.	Jose de Sovsa.
Boullay.	Josse.
Brion.	Juncker.
Bucquet.	Langelot.
Cartheuser.	Lassone.
Chaptal.	Lavoisier.
Charas.	Lemery.
Cornette.	Lemort.
De Puymorin.	Linnæus.
Derosne.	Ludovici.
Desbois-Derochefort.	Meab.
Deschamps.	Morelot.
Dubuc.	Neuman.
Ettmuller.	Parmentier.
Figuier.	Pasta.

4

Piderit.
Plenk.
Proust.
Reuss.
Rousseau.
Savaresi.
Saxe.
Seguin.
Spielmann.

Schéel.
Swediaur.
Thénard.
Vanhelmont.
Vauquelin.
Virey.
Vitet.
Willis.
Yonc.

FIN.

TABLE DES MATIÈRES.

FIN DE LA TABLE DES MATIÈRES.

De l'Imprimerie de J. B. KINDELEM, rue de l'Archevêché.